# 自閉症譜系障礙

## 理解與日常實踐

原著 Spektrum Autismus  Verständnis und tägliche Praxis
中文版翻譯　何品
中文版審訂　許姿妙醫師

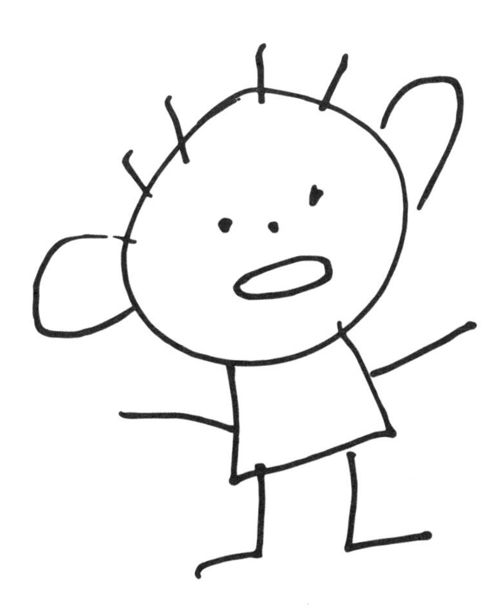

發行/合著 Ingrid Ruhrmann / Roswitha Willmann, Annette Willand,
Renata Wispler, Nadine Seemann, Anne Brandt
Bernard Lievegoed Institute
Medical Section at the Goetheanum

# 目錄

# 審定者序

自閉症現象在過去10到15年之間大幅增加，而且全世界皆是如此，因此我們必須將自閉症問題視為一種影響深刻的時代現象來探討，每個人都必須認真來面對，而不是將其歸屬於特教老師或自閉症者的工作。

本書所探討的內容不只是對協助自閉症者及亞斯柏格症者達到極大的功效。也幫助我們瞭解所謂「正常」的孩子卻有著「特殊行為」的情況時其背後真正的原因。這些都與身體感官的發展不成熟有關（觸覺、生命覺、自我運動覺與平衡覺），特別是生命覺失調與生命組織孱弱時可造成多樣性的行為問題。例如孩子感覺不到寒冷與疼痛；撞到別人的時候自己也不知道（別人跟老師抱怨時，都說自己沒有撞到別人）；一點不如意或稍被刺激就狂怒打人咬人；或是常常肚子痛；沒胃口特別是早餐，或很偏食；入睡困難；課堂上難以專注；過動坐不住，或箚眼晃腦身體抽動，或頻頻發出清痰聲、咳嗽聲；發聲有困難，無法學會說話，或講話太大聲；無法領會他人的界限；喜歡某個人就黏著他甚至不准他跟別人互動；對某些事情特別固著而無法隨機應變...等等。為這些孩子檢查大腦，並沒有思考的問題，但可能到了青春期時，因心智年齡發展較緩慢而聽不懂別人說的話也感知不到同年齡的同學，卻被同學誤以為在裝傻而無法建立真正的友誼，或被同學排擠或諷刺取笑甚至霸凌，無法社交，沒有朋友，甚至拒絕上學；或者被認定為學習障礙，或發展為情緒障礙。

書中透過自閉症、亞斯柏格症患者親身詳細地描述其內在不舒適的症狀及其神經感官反應方式，也能清楚地瞭解為何「正常」的孩子在課堂上或在家中會呈現上述的問題行為，其實是生命覺及其他感官覺知失調時所呈現的極端表現或各種身心能力無法協調統整所導致的後果。而這些看似嚴重或困難的情況除了專業治療之外，更重要的是家裡如何提供治療性的環境，很多簡單的活動就可以小兵立大功，例如父母陪伴孩子持續去同一個大自然景點遊戲或旅行，可賦予生命節律並帶來安心可靠與穩定的感覺；每天與孩子一起在重複的路徑自然散步，或每週的週末與孩子一起爬同一座小山丘；與孩子一起下廚一起做家事等，都可能比專業的職能治療取得更好的效果。

這本書不僅為特教老師指引了邁向成功的工作道路，更是每一位身為教育者及醫療者必須仔細研讀的一本非常實用的小書。

許姿妙

2018年7月

# 引言

本書嘗試從眾多角度回答那些持續不斷出現的疑問，以便使人更加理解自閉症現象。本書內容涉及到輕度與較嚴重類型的自閉症，也涉及到醫學與人智醫學研究的觀點，以及當事人本人、家長、護理師與治療師的陳述。本書的關鍵在於認識這些片面性現象，以及辨別哪些事物是真正有幫助並會促進發展的。本書一開始將介紹，天才其實同時也是一種阻礙而阻礙也是天才，另外也會介紹十二感官的概念。預計推出的短篇著作將有關於：

- 觸覺感知 — 角色混淆 — 邊界感知，身、心與性暴力
- 與自我運動覺、平衡覺、聽覺與語言覺相關的運動、語言與認知發展
- 學習障礙

協助發展自我認知、學習體諒他人以及解決日常事務將是本書的重點。

本書並不要求完美，它其實是下列事物的成果：與天才殘疾人或是與其父母之間的多次談話；越來越能感知到細微的現象；反覆的同理心練習；多次小組以及與其他學員的共同反省；書籍以及科學與期刊研究，特別是做好心理準備來學會與疑問共存。

每個想明確支持自己或他人，並樂於去考慮和感受新思維，

以及在日常生活中經歷新經驗的人都可以閱讀本書。請您在日常生活中檢視：

- 您是否發現有上述的自閉症現象？
- 您新的內心態度對您自身以及被託付給您的人有何影響？
- 請您嘗試日常協助所帶來的效果，接著請您對其評價！

請蒐集您的觀察與經驗，並請來信：info@bli-hamburg.de

我感謝眾多參與本書工程的人。米凱耶拉．格勒克勒爾（Michaela Glöckler）告訴我應該要寫下這點。我要感謝不畏辛勞、對本書做到極小極細改善的同事們，以及檢查並確保本書易於理解的娜汀．澤曼（Nadine Seemann）。

英格麗德．魯爾曼（Ingrid Ruhrmann）

漢堡，2013年5月

# 導論

## 「天才殘疾」

*您是否一直好奇，為何有天賦的人在某些生活場合中會如此地笨拙，而殘障的人又是如此天才？*

魯道夫．施泰納（Rudolf Steiner）對於如何形成健康的描述提供了一個有趣的答案。他說，健康並非長久恆定的狀態，而是一種擺盪式的追尋狀態，它會在相反的二個極端之間移動。當我能在對立的二極性之中不斷成功地找到平衡點，就能保持健康。而當我甚至能在二個極端之間往返，並成功地透過在中心點上取得平衡的方式來運用一切可能性，我會特別地健康，並且具有抗壓性與彈性。

本書將透過自閉症譜系障礙（Spektrum Autismus）的例子來說明天才與殘障這種二極化傾向的後果。

請您想像這二個對立面，並感受它們就出現在您身上！您會規律地在二極之間擺動或是片面地傾向單一方向？而您的傾向程度又有多強？是輕微還是片面地傾斜，或甚至是極端片面地倒向一方？

您會發現下列特徵：

緊張 — 清醒 — 想把一切事情都做到一絲不苟 — 無法休息 — 難以入睡 — 只能接受熟悉的飲食

或是在相反的極端：過度放鬆 — 想睡 — 最好啥事都不做 — 喜歡大吃與嗜睡 — 幾乎一直在休息

當我「健康地」對一項要求作出反應時，我會保持必要的清醒以及盡可能地放輕鬆來完成它，一方面不對自己造成不必要的勞累，但另一方面也會投入此任務所需的細心，我會作必要的休息，以順利應付此任務。當任務圓滿達成時，我身邊的人也會感到滿意，而我自己則保持著和善與平靜。

假如我在二極之間的擺動能力受到侷限，而且我一直都處在過度緊繃與清醒狀態下的話，這一切看來會是什麼樣子？我對於應付需要高度警覺性、敏捷度、完美度、對眾多細節能有精確感知與連貫能力以及優越記憶力的任務相當在行；我嚴格要求我自己。其他人必須學會與我的緊繃個性共處，因為我期待別人也做到我所要求自己的事物，而當任何一方無法達到標準時我就會感到相當憤怒。我相當不擅應付需要放鬆的情況，難以跟別人一起舒舒服服休息一會兒，像他們一樣將某事盡力做好但不鑽牛角尖追求完美，也無法以幽默態度來接納自己或他人的錯誤。

相反地，當我陷在過度放鬆的另一端時，我不會勉力要求自己。我相當擅長休息，閒暇時間在我附近的每個人都會馬上放鬆下來而感到心情舒暢，我不會批評任何人。但是假如我必須完成一項艱難的任務，我就完全是笨手笨腳的，與我一同工作的人會相當絕望，我也完全搞不懂他們為何要如此生氣。

您的天才能力與無能之間的相互關係又是如何呢？您認識它們嗎？您有辦法基於此自我認知來為自己的片面性擔負一些責任嗎？還是說在難以與人共處與合作時，您喜歡將過錯歸咎於他人？

您在哪些生活場合中會健康地作出反應？您如何辦到這點？看看您自己吧！請從您已具備基礎認識的場景來學習！您是否曾想過或許可以搬救兵來幫助自己？！通往更具擺動能力狀態的中庸之道，乃是從孤獨中解放出來的道路。

# Bernard Lievegoed 研究所（BLI）的感官概念

*魯道夫・施泰納於20世紀初發展出一套包含十二種感官的感官概念，此概念受到卡爾・柯尼希（Karl König）的拓展。兒童神經學家英格・佛雷明（Inge Flehmig）將珍・阿爾斯（Jean Ayres）的感覺統合概念從美國帶到德國漢堡。上述途徑在診斷過程中的實際運用，以及促進終身照護或身體-感知-感官（Körper-Wahrnehmung-Sinne）的成熟等藝術，乃是Bernard Lievegoed研究所的核心宗旨之一*

所有感官都會在感知過程中於各自所屬的感官領域內發展。感覺器官會在感知過程中發展，若是因為器官虛弱之故而缺乏感知，以及/或在幼童期的敏感發展階段欠缺感官經驗的情況下，感官能力將無法完全形成。即使在晚年時也一樣，當外界所提供的感知過程減弱時，相應的感官也會退化，而我們的身體感官需要每日進行保養，許多較年長者身體上的限制並非是因為自然老化所導致，而是身體感官缺乏保養的後果。

「我們可說是 … 透過感官感知來吸入「吾」 … 這個「吾」其實是存在於外界中的」，魯道夫・施泰納說道（GA 206/21）。透過身體四覺（它們會促進無意識的自我感知）的「充分」感官發展，我們會將我們的個體性和心魂與我們的生命身和物質身連繫在一起，如此一來便形成了一種確實的存有感，我藉此創造了一種與自身之間的關係。

我們不僅會貫穿自己的身體，還會使自己入世到周遭的有生命物以及塵世的四大元素（重力、浮力、光/空氣、溫暖）之中。魯道夫・施泰納在GA 317中表示，一次順利的入世會深及於我四周的宇宙秩序中，並使其他人的個性、思路、語言得以在我心中有意識地迴響。這點可透過四大社交感官實現，我們藉由它們來感知其他人，並進而獲得社交的能力。在一次成功的入世過程中，我們不會彷彿卡在自身當中，而會與地球生命、我們周遭的人以及世界的多樣性結合。我們會對此發展出另外四種感官，專門用以感知世界的多元。

*整體來說，這表示每種身體感官發展失調都會導致安全感的缺乏、在日常生活中失去一定程度的現實感，以及在社交環境中缺乏感知。*

我們可以找出哪個低階感官未完全發展成熟，並在日常生活上明確地協助促進其成熟。存在感將變得更穩定，害怕程度會因此而下降，社交能力提升。唯有如此，一個人才能在社交環境中成功地發揮其片面性傾向所帶來的獨特天賦。

# 十二感官

## 「數字十二蘊含了我們有辦法吸收吾的秘密。」（GA 170/9）

*會「進入」他人體內「沉睡」，並在遭遇他人的陌生特質時再次甦醒而重回到自身身上的四大社交感官*

「… 但您的這個思維會在我的思維中被當作是我自己的體驗來領會。我真的感知到了他人的思維，因為作為感官現象而正在消逝中的直接感知會被我的思維所掌握，此乃一種完全存在於我的意識中的過程，它會以他人的思維來取代本身思維 … 二大意識領域之間的分割確實地遭到消弭 …，意識被我自己消除又重新照亮，這二種交替狀態的更迭過於迅速而往往難以察覺。」（GA 4/1. 附錄）

自我覺（Ichsinn），能夠感知他人的個體性與他的角色：其器官是發育成熟的觸覺。

思想覺（Gedankensinn），對他人的思路能夠感同身受：其器官是發育成熟的生命覺。

語言覺（Sprachsinn），在他人的話語與聲音中能夠注意產生共鳴，並將其語言作為感官感知來理解：其器官是發育成熟的自我運動覺。

**聽覺或傾聽覺**（Hör- oder Hinhör-sinn），能夠將我的注意力集中在他人發出的聲響身上，並過濾掉背景雜音：其器官是發育成熟的平衡覺。

*四大半夢半醒的感官，專為感知世界裏的各種現象*

「… 感官感知會受到外界的刺激，但在這些受到刺激的感官感知中存在著吾。」（GA 206/21）

**溫暖覺**（Wärmesinn），感知地球、空氣和水與我自身溫度相較之下的溫暖與寒冷，（我自己是否感到舒服溫暖則會由生命覺來感知）。

**視覺**（Seh-sinn），在明亮與陰暗之間的色譜來感知顏色。我們利用眼睛來觸碰顏色，透過自我運動覺來感知形狀，並藉由平衡覺來感知空間條件。

**味覺**（Geschmackssinn），讓世界上的各種味道在我的舌頭上融化。

**嗅覺**（Geruchssinn），能夠嗅聞世界上的各種氣味。

*讓我能在深層的無意識中感知到自己的四大感官，以確保自身的存有安全感、我的一致性與應變感*

「… 對於我們究竟為何物的體驗（我們屬於這個世界，而非屬於我們自己）會透過感官傳遞給我們。」（GA 206/14）

平衡覺（Gleichgewichtssinn），我介於沉重與輕盈之間的活動。首先必要的發展步驟為貼近地面體驗我與地球重力之間的聯繫以及對它的克服，接著區別我右方與左方的自身動作，並發展出明確的右邊或左邊的主導地位，第三步則要發覺「我的前面」與「我的後面」。這些分辨輕重、左右、前後帶來的成果可見於直立的人類其站立與行走動作中。當我轉動身體，剛剛還是後面的地方變成了前面，這項感官的器官是人的骨骼系統、前庭感覺細胞、內耳器官旁的顱骨腔室內的迷路以及腦幹部位。它會感知自我運動覺，即我自己介於緊繃與放鬆之間的旋轉運動過程（這牽扯到肌肉、尤其是將關節繃緊的肌梭）：其器官乃是人的肌肉系統以及其本體感官受體與腦幹部位。

活力-生命覺（Vital-Lebenssinn），感知與「品嚐」我介於分解與合成之間的生命過程，感知我現在想要做的事情，並將自己以及周遭一切事物作為時間中的各種過程來感知：此感官的器官為將訊息繼續傳導至自律神經系統的所有受體。

觸覺（Tastsinn），感覺環境印象如何對我皮膚上的觸覺器官造成影響。不同的大面積觸摸會讓我感覺自己有如位於皮膚中受到保護的一個整體：觸覺的器官為所有皮膚與黏膜，以及它們的觸覺感官受體與腦幹部位，個別的感知會在此處被合成一幅整體圖像。

*魯道夫・施泰納有關「每個發育成熟的身體感官都會成為某一社*

*交感官的器官」的說法，催生了本研究所的下列發現*

觸碰自我覺（Tast-Ich-Sinn）：當觸覺透過其器官 — 皮膚 — 並透過身體護理與衣著而發育成熟，加上孩子透過可靠的依附關係、清楚的交談、明確的習慣、設定界線以及成人明確的角色地位等等而體驗到一個安全的環境時，孩子會感覺自己是「封閉的個體」、作為存在於自身與世界中充滿靈性信仰的整體。他可輕易地為自己劃清界線，並維持好與他人的界線。他在他的「小天地」裡如魚得水，也能與他人建立可靠的依附關係。

請您設身處地想像自己目前5歲，您毫無意識地藉由觸覺來感知您的身高、您的身體界線以及您存在於自己的身體之中。您能夠抱著同理心來感受這點嗎？

這個孩子會怎麼體驗來訪的另外一位「吾-人」（Ich-Person）呢？我在這裡，我是一個整體，我的眼前站著另一個整體，他遵循著與我迥異的規律，他比我高大許多，比我老、像我爸爸一樣，他已成年，我較矮小，而我很好奇這另外一個人是誰。

生命思想覺（Lebens-Gedanken-Sinn）：當生命覺在九個月的哺乳期以及在之後對自身新陳代謝生命過程的感知程序中發育成熟時，孩子一方面會透過充滿生命力且自己也能接受的食物，而另一方面則會透過規律重覆進行的睡眠與攝食期體驗到自己在時間變遷的過程中昇華，他在重覆、變遷與過程之中體驗到自己是安全的。他因此能夠體驗成人行為的過程並領會其意涵，假如孩子得以與成人一同「工作」，他會相當開心，隨後也會在遊戲中模仿此工作。他便是這樣在自身行為中領會意義的。生命覺與思想覺會同時成熟，穩定的一致性與抗壓性等感受之基礎會在學齡前透過每日共同進行人類原始活動而形成，並成為日後健康、心理穩定度、遊戲與學習等興趣的基礎。孩子穩定的依附關係會再成熟為「團隊能力」。

自我運動語言覺（Eigenbewegungs-Sprach-Sinn）：於胚胎期業已開始，它的成熟要透過將嬰兒平躺放置於地板上，使其擁有高度活動自由，隔絕感官刺激，令其完全沉浸在玩弄自己的雙手雙腳中，以及去仰賴作為自我運動覺器官的健全肌肉張力，嬰兒能自行學會側躺與俯臥、坐立、爬行、站立以及行走。如此一來肌肉張力就能夠發育成熟，並且成為一種能放鬆與繃緊的樂器，它的弦現在能毫不費力地隨著他人的聲音、話語與行動共鳴。早在自己能夠思考之前，我們已經理解我們的母語，並在約第七到第九個月時開始模仿它。

平衡「傾聽」覺（Gleichgewichts- « Hinhör » -Sinn）：如魯道夫·施泰納所說的，當我得以在地面長期面對重力與空間方向，還能夠自己克服沉重時，「我的頭」便能駕駛一輛「安全的馬車」，它並未參與前進的動作，它休息過後甦醒，我能夠目標明確地集中注意力。

您可以快速驗證此現象。請您嘗試嘴巴張開、弓背曲肩、輕鬆彎曲雙膝、保持有氣無力的肌肉張力。您有多麼清醒？現在請您從骨盆挺直身體，讓肩膀下垂，雙膝輕輕繃緊，讓頭坐落其上。您現在有多清醒？您是否體驗過在克服自身沉重的那一刻，您會變得清醒並能夠專心傾聽？

這個由魯道夫・施泰納所啟發的感官概念有百年之久，但其說法至今仍是革命性的。在我們現今的時代中透過二位德國大腦研究家格拉爾德・余特爾（Gerald Hüther）教授（哥廷根）與曼菲德・施碧策爾（Manfred Spitzer）教授（烏爾姆/斯圖加特/哈佛）的研究成果獲得了證實。但是在商業化的家長顧問以及針對托兒所的國家方針中有時內容卻完全相反：對你的孩子解釋一切，與他大量地談話，透過許多課程與活動來促進他的智力。

*假如日常實踐遵循著上述感官概念的發現和神經學與依附關係研究的成果，孩子會同時需要極少與極多的東西*

**針對觸覺：**與某些少數照顧者之間的穩定關係，這些照顧者始終能維持好他們的界線與角色，細心照顧好自己的身體並適當地穿著，他們也會這樣對待自己的孩子一陣子，並讓孩子模仿上述二者。

**針對生命覺：**照顧者本身需感覺舒服而且熱愛生活，並不會認為生命會特別對我們開惡劣的玩笑；能提供孩子睡眠與飲食節奏，始終對原始行為保持興趣並樂於讓孩子參與，因為這些行為一來毋須快速處理，二來不必處處都臻至完美。孩子可以模仿一切事物。

**針對自我運動平衡覺：**照顧者喜愛運動以及樂於讓孩子對自身周遭的多樣性活動產生共鳴。

讓孩子1歲時在地板上體驗其運動經驗，父母應讓他盡可能少接觸不必要的刺激。

與孩子一起「工作」和健行，因為這樣幼童會變得比做體操、跳芭雷或游泳還靈巧得多。

假如您甚至有勇氣讓孩子不喜歡您而堅持不送他滑步腳踏車（Laufrad），直到他就學很久之後才送他腳踏車（因為二者皆會阻礙孩子，讓他沒機會在旋轉臀部踏出每一步時以及在對抗重力的情況下來感受自身），他會因此而感激您，不過這必須等到20歲中期。

在學齡之前以及晚年時，孩子們會以良好的專注傾聽能力、積極的意志、健康的椎間盤、健康的髖關節與膝關節、雙腳以及放鬆的頸部肌肉組織來感謝您。

假如您感興趣，您可在後續部分找到針對本章節的深入觀點。

# 人類學觀點

假如您不想閱讀這個段落，仍可理解本書中其他的內容。

鲁道夫·施泰納討論關於自閉症傾向原因的理解

R. Steiner GA 221以及K. Studer-Senn「我們體內無形的人」（“Der unsichtbare Mensch in uns”）

描述了二大主流，即一個「上端」與一個「下端」主流，為了要能彼此相遇，這二個激烈的主流各需要一個較不強烈的流，也就是減輕的上端流以及減輕的下端流。

魯道夫·施泰納首先探討了上端的靈性吾之流（geistiger Ich-Strom），它不會沉潛進肉體中，而會直接進入神經感官組織，並沿著神經從外往內呈向心性以及從上端前方開始發揮作用。它是一種傳遞著意識、結構、安寧、寒冷、狹窄的過程，它會分解具有活力的生命力量，並經由生命過程的「吸收」、「適應」以及「消化」與「鹽析」而留下純粹的物質沉積物。

要是此過程過度片面化地工作，一個人會變得修長、蒼白與單薄，而且這也可能發展成膽結石、腎結石，關節病，腫瘤形成與液態沉積物如水腫還有氣態沉積物如脹氣。

這個上端的主流在心魂層面中可能發展成疏遠的自我感知，這種自我感知好像來自於外在，令人對自己的身體感到很陌生，而且會有憂鬱症的傾向。

這道流強烈到需要另一個減弱的調節流，以便能夠與下端的吾之流相遇。

這二道上端的流會透過肺進入，但這道經減弱的流並非沿著神經通道發揮作用，而是透過呼吸來居中調節。

從外往內的流 — 從上往下 — 從前面沿著神經通道發揮作用並經由肺與呼吸產生

從內往外的流 — 從下往上 — 從下端的血流、從四個層次的進入發揮作用。

相對於這二道上端的流，魯道夫・施泰納描述了下端吾之流的力量，它們在胚胎期創建了羊膜囊以及部分的胎盤，產後它們也會透過人的四大層次的調節而在血流中從內往外呈離心性，以及從下端後方開始發揮作用。

這個下端的流會導致一種安全而無意識的存有感、強大的意志力、創造性混亂意義上的分解、內外在的活動、溫暖、寬闊、富足、圓潤的形態以及經由合成的生命過程所產生的生命力量結構：「保持 — 再生」、「成長」與「產生新事物」。

假如這個流過度片面地介入，經常會發展成發燒性的發炎症狀。

在一個從內往外的心魂活動中，其心魂層面會過度強烈地感知世界與他人，而在這些感知之後會馬上接著出現缺乏結構的自發性的行為，就像在一個幼童身上缺少了平靜並且能保持距離來看待自己與世界的眼光。

這個流同樣強到需要一股減弱的流來調節，它會經由三元性的人，也就是吾、心魂與生命身，並且透過血液系統而產生。

當二股（經由呼吸調節的）上端流與二股（經由血液循環調節的）下端流相遇時，就會在每一個介於呼吸節律與脈搏節律之間的生命時刻裡形成居中擺盪的狀態，並創造著健康的人。

此意義下的健康意味著始終能夠交替平衡自身利益與他人利益。一方面保持全觀的視野並且在自身與他人之間保持健康的距離，而另一方面則著重意志與自發性，能像小孩一樣發明許多有創意的解決方法，這是一種生命與工作之間的平衡，我個人的需求可以為了周遭眾人的利益而退居其次，然而我的核心價值並不會為了周遭眾人的要求而犧牲。

## 這些論述說明著什麼？

患有輕度到重度自閉傾向的人會極端強烈地受到上端純粹靈性吾之流的支配，分解的力量占了上風，這個人往往是修長、單薄、有些稜稜角角、蒼白且四肢冰涼的。他鮮少為發炎以及高燒所苦，他熱愛一切平靜事物、秩序與結構，就像著名畫家喬治·莫蘭迪（Giorgio Morandi）一樣持續在不同的投影下重覆畫著瓶子與器皿，莫蘭迪描述自己的生活是「令人欣喜而無風無浪的」。

也許一個患有輕度自閉傾向的人，其身上那些在上端進行著整頓、建立、建構的力量已經相當強大，但卻碰觸不到下端自身活化之流的力量，此時上端的力量就有可能拋下自身體內的生命過程，轉而去整頓以及建構周圍環境。如此一來就會缺乏一種令人愉快的肉身自我體驗，這個輕度自閉症者的身體讓自己感到陌生，他並非從內在體驗自己的身體，而是彷彿從上方看著自己的身體，而因為傳遞存有安全感的合成性下端之流並未滋養身體的關係，所以身體也無法使生命力量再生。此時患者更容易出現對細菌與疾病，還有例如對結石沉積物、鈣化、腫瘤與癌症等等的慮病恐懼症（Hypochondrische Angst）。

針對自身以及他人保持距離的眼光也可能會形成極高的天才度。當我閱讀英格瑪·柏格曼（Ingmar Bergmann，電影）、格連·古爾德（Glenn Gould）與耶胡迪·梅紐因（Yehudi Menuhin，音樂）、史提夫·賈伯斯（Steve Jobs，蘋果）以及許多攝影師和建築師的自傳發現，他們唯有基於這種片面性，即他們的天才度，才有辦法成就如此偉大的事物。

## 假如您想閱讀更多此主題

魯道夫・施泰納提供我們許多理解此片面性的建議。他不斷提到人體內上下二端呈二極對立的過程，另外也提到介於二者之間的平衡、促進著健康的中間區域，這些內容尤其出現在下列作品中：

- GA 45「人智學片段」（Anthroposophie ein Fragment）第四章，參照Hans-Broder von Laue „Die sieben Lebensprozesse, ihre physiologische Verwandlung und die Krebserkrankung" 出自：Der Merkurstab 5/2000以及Karl König „Die Entwicklung der Leibessinne"
- GA 221「我們體內無形的人」（Der unsichtbare Mensch in uns），又名「小盒子演講」（Kästchenvortrag），參照Persephone系列中的Kathrin Studer-Senn，多爾納赫醫學部
- GA 313「從靈性科學的觀點看治療」(Geisteswissenschaftliche Gesichtspunkte zur Therapie）第一講
- GA 314「藥用藝術的人智學基礎」（Anthroposophische Grundlagen für die Arzneikunst）第二、三講，參照Hans Jürgen Scheurle „Hirnfunktion und Willensfreiheit "
- GA 174，第十九講，又名「鬆綁演講」（Entfesselungsvortrag）

# BLI 研究所內對於可能原因的經驗知識

*遺傳*

在我們的經驗領域中有許多孩子的病歷從小就顯示引人注意之處，他們的生命歷程與/或自律神經元的受體中的乙太星辰過程似乎有著先天缺陷。遺傳因素有時會造成影響，例如在父母一方或雙親，又或者是其他近親的身上會存在同樣的片面性，只是輕重程度有所不同。雙胞胎研究在50%的同卵雙胞胎身上發現到這些片面性，但只有9%的異卵雙胞胎身上存在這些片面性。

*產前*

懷孕期間的壓力因素，例如搬家、過多工作業務、與伴侶爭執、失去重要的人、過早產痛等等。這種壓力往往會反映在孩子出生第一年，容易出現絞痛、長時間不安的清醒階段以及經常尖叫等現象上。在敏感期間無法形成穩定的睡眠與進食規律所帶來的舒適感，我們偶而也能在人工受孕的案例中發現這些症狀。

*生產*

早於預產期三週以上的生產，須透過必要的加護醫療措施在一般醫院保溫箱與保溫床加以照護，而因在敏感發展期缺乏身體舒適感之故，幾乎注定會導致顯著的生命覺失調，有時則會造成自閉傾向。

*產後*

早期手術、住院與住安養院、母親的重大疾病都會增加生命覺發育成熟的困難度，特別是再加上與母親分離的情況時。

而多重接種疫苗與出現輕微自閉跡象之間的時間關聯性也一再地引起我們的注意。

*忽視*

若孩子在剛出生後的幾個月未受到規律性的餵養、吸收與照護，這尤其會導致嚴重的生命覺失調。當寄養或養父母事後全心努力想補救錯過的東西時，雖能有相當的成果，但卻無法抹煞這段早期時光的影響。

*源自美國針對輪迴地球生命的一段特殊解釋（參照Hans TenDam "Exploring Reincarnation"）*

這些研究者假設自閉症的原因乃是另一個心魂本質的附著現象，這個本質會共同存在於肉體內並因而導致自我認同體驗的混亂。

## 內在新陳代謝生命過程的感知失調解釋了感知過程為何出現改變

魯道夫・施泰納、卡爾・柯尼希、漢斯-柏多爾・馮・勞爾（Hans-Broder von Laue）與BLI所提倡的建議

「… 現在必須承認，這二種內在體驗間的差異 — … 對於生命覺以及在呼吸或升溫過程中的感受性的內在體驗，… 這些力量的揭示，… 如今被稱為乙太人（Ätherischer Mensch）— 並無特別明確的地方 … 本能層面的浪潮必須 … 朝向吾-人拍打，以抵達生命覺的範圍 … 這種生命覺體驗包含能透過吾來為其加諸一種判斷…。 乙太身只能根據感受而直接被星辰人（astralischer Mensch）體驗。」 魯道夫・施泰納，GA 45

這裡共有七個過程受到了描述：三個分解過程「吸收、適應與克服」，一個居中的過程「排泄」以及三大合成過程「再生、成長、複製或新生」，然而生命過程無法像感官領域一樣清楚地切割。

有關第一個過程「吸收」（aufnehmen），魯道夫・施泰納稱之為「呼吸」，但同時也意指要將陌生事物從之前的環境中分離出來、吸收、消化並且內化。我們透過呼吸的空氣、透過我們吃喝的食物、透過感官感知，還有在社交生活中透過被傳遞給我

們的新思維來進行上述過程。當此過程「無法恰如其分地進展時就會出現恐懼狀態…」

至於第二個過程「適應」（angleichen），施泰納雖稱之為「升溫」，但描述的其實是一種加溫、冷卻、變稠、液化、壓碎的過程，進而讓陌生事物能適應我自身的環境。亦即在社交層面中試圖讓新吸收與學習的東西與我的過往經驗連結，並因此而對自己加溫。倘若此過程無法發展的話，將會缺乏吸收「新事物」的心理準備。

針對第三個過程「克服或飲食」（überwinden oder ernähren），魯道夫・施泰納說道：「我們並非為了將不同的食物帶入我們自身而進食，我們進食是因為我們要發展能夠克服這些食物的內在力量」。這指的是一種徹底的消化過程，它會透過免疫過程來克服被吸收事物的異質性。假如這點無法順利進行，便會產生食物不耐性或甚至食物過敏的情形；而假設克服過程未能順利完成，我們就會缺乏透過生命覺傳遞的深層味覺，此感官會讓我們對於有益且能提升我們舒適感的東西感到渴望。

在學習進程中，這第三個過程涉及到讓我能完全「擁有」那些新內容、能獨立自主處理它們並將其納入我熟悉、體驗豐富的概念之中。

至於第四個居中過程「排泄」（aussondern）：排除那些無

法去除其異質性的事物，例如膳食纖維、有毒物質與過量的維生素。這第四個過程會負責保護我的生命體不受任何異物的傷害。

這在學習過程中意味著去忘記在生命史中某個時間點對我不重要的事物，並記住那個符合我的處境、能拓展我的視野並對我具有重要性的事物。當這點失敗時，我會開始累積「知識石塊」，這些石塊會對我造成負擔並且讓我無法真正地進步。

針對第五個過程「保持」（erhalten）：意指我的身體每日的再生與維護，這會透過源自於第三過程「克服異質性」以及第四過程「建構自身物質」所產生的力量來進行。關鍵在於要建立起一套24小時的節律、一種內在的整體感以及細胞性的修復措施。

這在學習過程中代表要能基於我所學會的知識來重新感知人與世界，進而獲得新的經驗。

假如這點失敗的話，新事物無法來到我的身上，或者它跟我的東西之間依然毫無交集。

針對第六個過程「成長」（wachsen），魯道夫・施泰納說道：成長感會呈現在呼吸的舒服感與升溫過程中、會透過增強的力量感而特別出現在青春期、以及在組織的增殖與分化過程之中。精力的再生過程會依循月規律進行，而心魂的均衡過程則會依循著週規律。

這在學習過程中代表有能力透過練習來學會新事物以及改變自己的習慣。

有關第七個過程「繁殖與新生」（reproduzieren und Neues hervorbringen），施泰納提出了一種長期的合成過程，就像包含十個陰曆月（Mond-Monat）的懷孕期、體內細胞繁殖作用的七年週期或是歷經一年期間來消化痛苦的體驗等等。

至於在學習過程中，我會受到他人新觀念的刺激而發展出新的感知，這能夠激發我的感知與思維，進而改變習慣、產生新的內在態度、能力、認識、概念與藝術性創造。

假如人們根據「哪些過程是我有意識且清醒地加以感知」的角度來檢視這七個生命過程的話，答案只有第一個「吸收」以及第七個「繁殖」過程，第二個「升溫」以及第六個「成長」過程的痕跡同樣也會滲透進我的意識中，而剩下的其他過程皆為無意識的，我只需讓它們發生，並抱持著「結果將會令人滿意，同時也確實體驗到進步」的信心來參與各過程。如此一來，對過程的信任度就會開始發展。

# 顯示出患有自閉傾向者之生命進程異常發展的研究成果

## 論第一個生命過程感知作用，「吸收」

在莫伊澤爾斯（Meusers）博士於黑爾德克（Herdecke）所報告的研究中，人們分別統計了具自閉傾向以及沒有自閉傾向者在注視某一物體時的眼球震顫（Augenruckbewegung）次數。「正常」感知的人僅透過少數的眼球震顫來掌握物體，他們鮮少會將眼神投注過去。我們每個人都認識以下的現象：假如我們在街上碰到一個之前曾多次遇過的人，當經過其身邊而我們那稍縱即逝的感官與情感回憶找到「基爾的幼兒園老師」這個概念時，我們往往首先會察覺到自己認識這個人，而這個人則因先前幾次的相遇而對我們具有某種意義。

反之有自閉跡象的人會出現極大量的眼球震顫現象，顯示他們會「吸收」（也就是極精確地感知）一切事物。他們無法連貫各個體驗，這是因為在感知過程之後並未產生個人情感之故，所以他們也無法建構任何概念，因為概念的形成首先需要感受到一種意義。

在「自由的哲學」（„Philosophie der Freiheit“）中，GA 4，

魯道夫・施泰納在章節5與6闡述了第一與第二個過程，內容如下：

「有別於從外界被提供給我們的感官內容，思維內容則會顯現在內部，我們將它最初出現時的形狀稱為直覺，此乃針對思考的，而之於感官者則稱為觀察。直覺與觀察乃是我們認知的源頭。只要我們的內心沒有對應的直覺來填補感知過程中所缺少的現實區塊，就會一直對我們在這世界上所觀察的事物感到陌生 … 這個人就無法領悟完整的現實 … 我們透過思考將一切因為感知而遭切割的事物重新拼湊成一體。」

接著在章節6：「一個缺乏直覺能力的人不擅長獲取經驗。因為他欠缺能夠與之連結的各種概念，所以他的視野會再次錯過這些物體。 … 但我們並不滿足於藉助思考來連結感官與概念，而還要將它們與我們的主觀性 — 即我們個人的吾 — 連結。在有興趣與無興趣狀態中的感受就是表現這種個體性的關係 … 思考這項元素，我們透過它來參與宇宙的一般發展過程；而感受這項元素，我們能透過它來退回到自身本質的狹窄處之中。」

請您暫時將文章拋到一旁：請試著透過同理心來設身處地設想自己患有自閉傾向，而您的視覺、聽覺與嗅覺感知能力都提升了，您能夠想像極其精確地去感知一切，而且是必須去感知而無法保護自己免於其害這是什麼感覺嗎？被各種外在感知所淹沒是什麼感覺？而您會在何處感覺到感知過程？只在鼻子、眼睛或耳朵中？這些劇烈的感官印象對您毫無意義、也不會留下任何情感印象，您無法用一個概念來統整感官，也無法在遇到相關體驗時回頭參考並蒐集越來越多的經驗。

## 論第二個生命過程「適應」

請您保持同理的態度來感同身受：因為您已看遍了所有細節，所以不會向自己解釋剛剛看到了什麼，您「找」不到這對您所代表的意義，無法退回您的內心去感受，因此也無法建構出任何直覺概念！

比如說當您在夜晚聽到一種不認識的聲響，它有何影響？恐懼？當您能夠解釋那是樹枝打在窗戶上，當您可以透過直覺從過往經驗中建構出一個概念時：「那是梨樹枝葉間的風聲！」您的內心會出現何種感受？是否會鬆一口氣然後安心下來？

請想像您在另一晚再度聽到不明的聲響，遺憾的是在經過長久恐懼地聆聽後您得出了「小偷」這個概念！這會對您造成什麼影響？知道那究竟是何物讓我回過神來，我會產生明確的恐懼，但不會再有這種閃爍不安的恐慌感。但是一個患有自閉傾向的人會因為無法成功連結自己的過往經驗，也無法從感受到的直覺中建立起一個概念，而陷入閃爍不安的恐慌狀態。

以下是因為未能形成直覺性的概念之故，而無法成功地與過往經驗連結的另外一例：一個迄今鮮少有與狗接觸之個人經驗的孩子，當他看到一隻狗，之後又看過一隻接著一隻的狗，便不會這麼緊張，因為這對他來說始終都是同樣的情況。

然而身為有自閉跡象、同時也一樣很少有接觸狗的個人經驗的人，我會過度仔細地觀看一隻狗。而因為我已經看遍了所有細節，所以不必對自己解釋那是什麼東西，我不會發展出任何情感，也不會因此獲得任何與自身經驗之間的關係，我無法進行概括、不能形成「狗」這個直覺概念。當我看到第二隻狗時會再度精確地「掃描」牠，看遍所有細節，不需對自己解釋剛剛看到了什麼，所以不會產生例如：「又一隻狗！」的概念，故也會缺乏「我早就知道了！」這種令人安心的感受。

每回對一種全新本質的感知都會佔據我的全身，我會遭到淹沒而感到恐懼。您瞭解我現在為什麼必須要數石頭、拍打那個信箱或重覆某些字嗎？這僅是為了安撫我自己而已，然而我完全就在使用著「狗」的虛詞，只不過並沒有人察覺到這點。

## 論第三與第四個生命過程「克服/飲食」以及「排泄」

由於第二個「適應」過程已然失敗，第三與第四個過程自然也無法成功。我無法消化所吸收的東西並將不屬於我的排泄掉。來自康斯坦斯的波爾（Pohl）教授在黑爾德克介紹他的研究成果，結果顯示就算利用有機食品來餵養，自閉症小孩還是會遭受汞以及重金屬毒害之苦。若我們假設第三過程「克服異質性」以及第四過程「排泄」在他們身上未能發揮全效，那麼此結果並不令人驚訝。

我們在研究所的觀察顯示，許多具有自閉跡象的人常在不自覺的情況下承受食物不耐性之苦。他們無法成功克服所吸收物質的異質性：不耐穀物、牛乳蛋白與乳糖的乳糜瀉以及許多本身是健康性的食品。他們不會出現皮疹反應，卻永遠覺得自己的新陳代謝有點不舒服，還會呈現對周遭狀況的適應力減弱。

請您試著回到自己上一次胃腸失調時的生命感受中，您的寬容限度有多大，您對其他人作出何種反應？或許您只想要一個人靜靜？

自閉症者身上顯然也會出現缺乏微量元素的症狀，例如鎂、硒、鈣與維生素B6/12等等。唐娜・威廉斯（Donna Williams）是一位因其書籍作品而知名的澳大利亞人，她在童年、青少年與青年期都曾苦於未被檢驗出來的亞斯柏格症候群（Asperger-Syndrom），她在一場布里斯托的公開演說結束之後回答了「到底什麼東西才能真正幫助到她」這個問題，她說：「我知道在座的許多治療師並不樂意聽見，但答案是我的鎂藥片。我曾極度缺乏鎂，但從未有人察覺到這點。」

此領域只存在極少數的研究而迫切需要後續的重點研究。

（針對此主題請閱讀有關微量元素的文章）

# 給治療教育學課程專家的備忘錄

另一個來自康斯坦斯大學的有趣研究結果顯示，80%患有自閉症的人擁有深色頭髮、深色眼睛以及黝黑的膚色，因此他們會被歸類為「充滿鐵質」的圖像。這些人因未能進行「新陳代謝」而無法忘記想法，他們的各種想法維持著整體形式，並像強迫性的思維一樣緊抓著他們不放。BLI研究所的觀察結果也證實了這項事實。

我們最新的觀察顯示那剩下20%的人屬於二極性另一端「充滿硫質」的圖像，然而我們的觀察時間還不夠長。伴隨此傾向的人會強烈地「消化」想法，以致於僅有極小的部分殘餘下來，故在回憶過程中僅能重組出殘缺片段而已。

人們會想要將這二極化的片面性狀態歸類為自閉症譜系中「過度醒覺」與「過於想睡」的傾向，然而實際情況卻要複雜得多。我們很感謝這些建議與提醒。

## 第五、六、七個過程「再生」、「生長」與「新生」同樣無法順利進行，因為前提是前四個過程也必須成功

經長年觀察發現，第一過程中的完美感知彷彿會直接反映與

複製在第七過程之中。突顯出自閉症譜系患者與眾不同的特點在於那不尋常的能力，他們能夠記得一切所吸收的事物並同時「立體性」地在自身內進行感知，但他們無法將事物歸納進層層堆疊的時間發展過程之中。個人感知與體驗無法被整合至概念性以及個人意義關聯性之中，也無法成功在遺忘過程中將對自己個人而言不重要的東西「排泄」掉，而一切事物都保持著客觀性，在毫無評判性評價與時間性歸納的情況下並列著。

他們缺乏對過程的信賴感。自閉症譜系患者無法邁出放手並融入未知的這一步，他們缺乏基本信任，不相信事情會使終不斷持續進展。

他們因此常常難以面對過渡階段，此處的原因也要在七大生命過程之中探尋，我們以睡眠為例：一開始我還是清醒的，接著出現過渡期與夢境期，此處所發生的失去控制狀態是自閉症譜系患者所無法忍受的，唯獨歷經此過程我才會陷入沉睡，意識才會徹底地離開，而甦醒也是一種類似的過程。由於這些人幾乎無法忍受此過程，所以他們經常難以入眠。

### *此過程的物理基礎*

即使未具備這些特殊知識，您仍能瞭解所有的事物

自律神經系統在深層的無意識狀態下工作，它從頭部到骶骨遍佈著我們的身體，並藉由其分支直達每根手指與腳趾。當人

打開腹腔時不只會看到器官，也會看到自律神經鏈結。從機能來看，自律神經系統由二大極端作用的部分所構成，即交感神經與副交感神經。

交感神經從顱部下視丘開始，途經腦幹延伸至網狀結構，並從該處沿著脊椎往下不斷構成束狀的「神經叢」、經平滑肌、血管、腺體，最後直達骶骨。

交感神經負責瞳孔的放大、支氣管的擴張、心臟活動的加速、血壓的上升、骨骼肌的血液循環以及葡萄糖分泌與新陳代謝活動的增強。它會在男性高潮時造成射精。它會抑制腸子活動、尿意與腺體的分泌作用，還會導致生命體效能提升，以實行攻擊或逃避行為。

副交感神經透過負責「眼球運動」、「臉部肌肉」、「喉頭-咽喉-舌頭肌肉」與「味覺感受」的四大腦神經來工作。

副交感神經作為迷走神經的一部分而與所有內部器官以及血液循環結合。它負責提升消化作用，增強黏液、唾液、胰液與膽汁的分泌。它在肝臟中提高肝醣形成、增加尿液產生以帶來尿意，並會導致男人勃起。它還會抑制心跳與脈搏的頻率、收縮支氣管並減少汗水分泌，也會引發再生作用、平靜、放鬆以及健康的食欲和睡眠。

假如吾本質可順利滲透進新陳代謝過程中，那麼正在健康發育的孩子將體驗到深層無意識的基本生命感受：一切生命皆為過程、改變與轉化，我只需將被提供給我的東西吸收再加以微調，使其適應我的身體環境（例如我必須咀嚼），而其餘的一切自然會被贈與給我。我蘊藏在轉化與改變之中，它會維護著一切，而我感到舒適，事情進展順利，並形成基本信賴感。

在社交層面上，早在幼年階段我就已經利用成長中的思想覺來感知與幫忙，並且透過遊戲的方式來模仿與感受一切有意義的典型人類家務、工作場域與園藝工作過程：「我理解世界，也能依循自己的意志來改變它。」因此在孩子體內會形成我們稱之為應變能力與一致性的特質。

假如生命過程以及隨後的生命與思想覺無法順利發育成熟的話，我的體內會感到不舒服，我會潛在地感受到自己的消化過程，也會有放鬆、睡眠與進食等節律性的問題。

我有辦法詳細地重覆所有聽到過的東西，因此別人會認為我比實際上還要聰明。雖然我有辦法好好說話，但我說起話來像是「一字一字打印出來」的一樣，或是根本不開口（緘默症，Mutismus），或者我只跟特定的人說話（選擇性緘默症）。

我要很努力才能理解他人的行為與思路，常人的日常生活遊戲規則對我更是難以理解。即便我很聰明且擅於獨立思考，但人們必須為我解釋此領域中的一切。

至於無法在體內找到的依靠，我將會轉而往身體之外尋找：我有心愛的衣服與喜愛的活動，這往往是種獨特興趣，有時則是對音樂或繪畫的特殊天賦。我喜歡房內的東西以及一切事物總是固定地排列，還有每一天或每一週都是固定地進展。正因如此，相較於週末或假期，我有時還比較喜歡在幼兒園或學校的時間。

在社交生活中我從無法瞭解他人在做什麼和想什麼，他們心中在盤算什麼，他們的表情、表達同意或拒絕的微小記號，我全都無法感知。相較於同儕，我更能理解科學論文。

我特別害怕孩子！因為他們「無法事先計畫」，總會冒出新念頭，也不會聽我的話做事。我喜歡與小小孩玩，因為他們會聽我的話，因為唯有如此我才會感到安全，或是我喜歡與年紀較大的孩子玩，因為他們會告訴我該做什麼，還會對我的能力以及我那令人吃驚的樂高積木或火車鐵道等建築感到印象深刻。有時我也會配合做我根本不想做的事情，這個時候我並不快樂，我害怕說出自己想要的東西。

拜託，請唸一千次那本小圖畫書給我聽，那本我在聽第二次時就已經記得滾瓜爛熟的書，因為這會帶給我無比的熟悉感，而儘管內容已經記得一清二楚，我還是不瞭解該書的含意。儘管我自己擅於思考，但我並不瞭解他人思維的意義。

你現在瞭解我為什麼會害怕每個改變，並迫切需要讓一切維持不變，以便讓自己得以在周圍這團難以理解的混亂中存活下來。我就像一隻水中的旱鴨子一樣地害怕生命。

下面我們將試著根據長久的經驗來回答那些我們會一再遇到的問題。我們在BLI研究所中所認識的孩子大部分是呈現出「過度清醒、無法睡眠與進食、極度擅於感知」的傾向，因此我們為解決問題所付出的努力恐怕較適用於這類型的孩子，而非那些「過度想睡、常吃太多並且如夢境般感知」的孩子。

# 問題 — 問題 — 問題 — 問題

## 「抽搐」（Tics）有何種意義？

請您將文章先拋到一旁，然後有節奏地眨眼兩分鐘。讓這個同理小練習對您產生的作用能形成迴響。您是否感到所有的外在感知彷彿都遭到消除，取而代之的是因閉眼而產生的自我感知？可惜這不是下端的流所送來給我的那種以無意識方式感知與滋養著自己的安全感，但不論如何這都是種安撫人心的自我感知。帶有貶意的「抽搐」稱呼經證實其實是錯誤的，它應該被稱作「急救措施」。

## 為何會對自己與他人出現暴力情形

因為自閉症者相當害怕！任何的改變、過渡期、新事物就像會淹死他們一樣，所以他們會抓住一切飄過身邊的東西，因為他們想要獲救！可是有時這不透過暴力與侵略行為是無法辦到的，他們也時常承受許多事物，當用來承受意料之外的新事物的力量全部用盡時，整個壓抑的憤怒才會作為對自己或他人的侵略行為開始向外傾洩。其對象經常是熟悉的人，因為他們可以確定這些人能夠原諒與理解自己，而且儘管如此還能繼續喜歡自己。

## 為什麼有自閉傾向的人難以對自己的行為負責？

*基於人類學觀點的自我責任感發展過程*

在GA 314的第二與第三講，以及GA 174的第十九講中，魯道夫・施泰納論述吾本質從出生直到21歲這段期間會如何越來越深刻地與孩子的心魂與身體層面結合。

**學齡前階段**

下端的力量流（參照GA 221）— 胚胎期胎盤與羊膜囊的形成係源自於此力量流 — 會在出生後產生極強的作用，它負責合成與生長。而隨著第一次呼吸以及首度對寒冷與光的感知，上端的流也開始發揮作用。所有無意識的感知，包括觸覺、生命覺、自我運動與平衡覺等意志身體感官（Willens-Körpersinne）會幫助孩子穩定下端之流，並將上端之流定錨在人的無意識意志之中。

透過氣味、不同的細微口味差異、視覺印象與冷暖等世界感官（Weltsinne）的體驗過程會讓孩子認識世界。藉由身體感官逐漸發育成熟而成為上端社交感官的器官，我會熟悉不斷重覆遇到的人（自我覺），越來越能透過模仿來感知他們工作的意義性（思想覺），聆聽他們的聲音（聽覺）以及對他們的話語產生共鳴（語言覺）。我將注意力集中在自己感興趣的人身上，模仿其聲音、話語，並在遊戲中模仿其行為的意義。

假如二股流皆能發展成熟 — 上端之流透過「社交感官」的成熟；下端之流則藉由成熟的身體意志覺 — ，那麼在無意識的存有感與有意識的環境感知之間就會形成一個平衡局勢。我會在自己的行為中感覺到自身，並透過模仿來體驗你，我也會從最根本的層面來體驗行為及其影響。

在下端無意識進行著自我體驗、以及在上端有意識地將自身與他人連貫起來的二道「吾」之流，會在3歲時於頭部內相遇：孩子會說「我」與「獨自」，並脫離到該時期為止與母親之間理所當然的共生關係；同時他會透過歷時約六個月的叛逆現象來踏出更加獨立自主與對自我負責的第一步。

假如孩子一方面能透過無意識身體感官的發育成熟來利用密集的自我感知，而另一方面又可透過對熟悉者的模仿「工作」而在第一個七年中發展出「我瞭解世界而且我可以相當有本事」的感受，這便形成了穩定的健康以及在失敗後能有毫不氣餒從頭開始的能力所需的基礎。

### 學齡階段

當孩子一方面能有自信、另一方面又能對其他兒童與教師有所感知的情況下進入學校，便能以輕鬆的注意力來聽故事、練習文化技能，並透過多樣的藝術活動來開展其心魂生命。

約在9歲時二股吾流會在人體中部的節律系統相遇。這會引起孩子的一種分割以及「自立自強」的感受，對於自身、對家長以及教育者的眼光會更加地有距離，故也更實際些。我的母親不再是最美麗的，我的父親不再是最強壯的，而我親愛的女老師不再永遠是對的。我開始發展一種對自己以及其他人的實際眼光。

而具有片面性情況的孩子要到此時才會明確意識到他們的殘疾，這有時是相當痛苦的。

### 青少年時期

假如心魂能夠透過適齡的廣泛刺激、適當的自我責任感與獨立自主性而繼續發展，再加上伴隨性成熟以及地球成熟（Erdenreife）而日益增強的現實感官，「吾」現在將能夠定錨在新陳代謝系統、自律神經系統以及太陽神經叢之中。魯道夫·施泰納在GA 174中講述了吾在自律神經系統中這種必要的「束縛」，唯有當上端的「吾」之流在新陳代謝過程中遇到下端的「吾」之流，人才有辦法為自己的行為完全負責，「鬆綁」現象可能會引發暴力行為或自我毀滅的舉止。在14到21歲之間，青少年可藉由熟悉的成年人的協助來慢慢為自己的行為負責。他能夠有意識地不去做某件事，因為他事先已能意識到不良的後果。

## 針對自我責任感的大腦研究結果

由漢斯·尤爾根·休爾勒（Hans Jürgen Scheurle）所彙整的最新神經研究證實了以下事實：在我們開始做某事之前，所有相關必要的腦區早已工作起來，這使許多研究家衍生出我們普遍不自由的解讀。重覆性的活動會更早「點燃」相關腦區，「我們在思考前，就開始行動了」。我們往往處在毫無清醒意識的狀態下完成日常生活事務，所以也傾向於「不自由」。當我們不做某事、不說某事、不大聲斥喝或打其他人時，我們的自由才會開始！

額葉與顳葉晚至青春期才發育成熟，它們在神經層面上負責將眾多同時發生的感知過程與有意識地抑制上漲之意志衝動行為進行有意識的網絡化，因此在正常發展下能達到意志自由所需要的神經「工具」要到21歲才會形成。

德國尤其進步的刑法數十年來根據此經驗數據所作的判例早已與上述研究結果達成一致。實務經驗顯示，絕大多數觸犯刑法的青少年在日後有能力抑制反社會衝動時，他們也能過著正常的生活，只有對少數的人，犯法的經驗才代表了長久犯罪生涯的起點。

## 這對患有自閉傾向的兒童與成人代表什麼意思？

### 在3歲時的特性

下端吾之流無法順利透過身體感官的發育成熟（尤其是生命覺）而穩定化。而無法被下端之流抵銷的上端之流會在欠缺舒適的安全感情況下過早引發太多的意識，於是就會產生「我是孤拎拎而被遺棄的」這種感受，而本應屬於9/10歲的感受會在3歲時就已受到體驗。因為有這種被遺棄感，所以不會出現約六個月之久的劇烈叛逆期以及說出「我」來從母親身上抽離。叛逆期沒出現，「我」會早在2歲生日之前或比正常情況要晚的3歲生日之後被說出口，孩子所追尋的與母親之間的一種長期共生關係則持續下去，孩子會繼續將母親體驗成自己的一部分，情況就類似於我們體驗自己的手臂一樣。因此這在專業語言中被稱為：母親被當作工具利用。當母親做了某件不如孩子意的事情時，就會造成孩子的恐慌。請您想像一下身體的一部分（如您的腿）不聽使喚，走到您完全不想要的地方去，您難道不會陷入害怕與恐慌中嗎？

此外母親也許是唯一一個真正瞭解這個孩子的人，正因如此，她也是孩子通往世界的鑰匙。她是負責為孩子解釋世界的人，也能夠建立起孩子與世界之間的聯繫。所以許多自閉症者很感激他們的母親長期肩負起這項任務，這對他們的生存可說是至關重要的。

日益增加的恐慌發作常被誤解成叛逆與意志強度，這正是為什麼有這類傾向的孩子在未經訓練者的眼中會一直到3歲都從未引起過注意的原因；而即使在年紀較大以後，這種片面性仍常常未被察覺，這是因為這些孩子往往特別可愛，而且相當能言善道。母親常會被人以友善的言語歸咎「小姐，假如您不放手的話，您的小孩如何能夠發展？」；「稍加教養只會帶給您的孩子好處！」或是「有這種時時刻刻與小孩講話的智慧家長，養出這種孩子也不足為奇！」

假如家庭並未得到有目的性的早期協助的話，孩子永遠學不會做好「自己的事」，以及讓其他人去做「他的事」。為了不陷入恐慌，孩子使終必須找到一個「母親共生關係的替代對象」，此對象會為孩子建立與世界的聯繫、能理解孩子並因而能帶給他安全感。這個對象可以是幼兒園老師、一個特殊的朋友、學校老師、伴侶或是社交治療師，他千萬要如同孩子的手一樣按照孩子的意思行動。而只要我們不理解孩子為什麼必須採取這種行為，肩負此任務的人就會覺得這完全就是種專制與強橫的態度。每個嬰兒對母親的期待（這能確保他得以生存）在沒有被克服的情況下就會被轉移到其他熟悉的人身上，這可能會讓所有人都相當辛苦。

由於生命覺未發育成熟，負責我的思想覺或概念覺的器官也會跟著缺乏。我無法設身處地思考、感受、理解他人的行為與思路。在沒有額外的智力殘疾的狀況下，我能順利獨立思考，然而我的思維與感受不會因他人多元的故事與思維而豐沃，因此我的心魂缺乏發育成熟所需的養分。我會沉溺在我的特殊興趣中，而且我在此領域中所向無敵，我的特殊專業技能與本事會帶給我安全感。

### 9歲左右的特性

我的恐懼會因為9歲開始出現的距離感現象而繼續增加，而感到自己與他人不同的感受以及陌生感變得更加難以克服，我變得相當寂寞。我很難交到朋友，因為遊戲中與運動中的身體接觸在這個年紀仍相當重要，對此我一點也不在行，因為我在我的體內並沒有真正在家的感覺。

### 青春期的特性

在接下來幾年中我的性發育成熟，並且無助地任隨其產生的衝動擺布，我必須再度奪回我那已然轉變的身體。這有時相當地艱難而可能形成厭食症，或是染上毒癮或沉迷電腦。有時當我碰到與朋友有關的事情時，我的情況反而會有所改善，因為目前的重點在於討論與談話，這些是我在行的。我比較無法理解的是圍繞著情感的閒聊：我完全無法理解誰正在喜歡誰以及跟誰在一起這些事情。

在21歲時我的「吾」無法定錨在太陽神經叢內，我無法抑制對自己與他人的暴力衝動，並殷切期盼其他人能理解這些發作其實是無比地無助與恐慌的表現，而不是蠻橫專制與施展權力的表現。

最新研究證實這件事情的看法，並在患有亞斯柏格症候群/高功能自閉症與自閉症的青少年身上發現了嚴重成熟遲緩或顳葉與額葉（它們負責衝動抑制作用）發育不成熟等現象。

## 總結

自閉症者苛求完美與其常見的天才天賦，這一方面使他們在專門領域中能達成最高的成就，但另一方面「正常人」們則必須不斷「翻譯」他們的各個情況並協助平衡局面防止衝突，以及忍受他們欠缺彈性，還要應付他們對一般的疏忽與不完美所表現出的過度要求甚至批評與不近人情。出現片面性的情況者無法自行取得平衡而會對他人造成苛求，偶而還會留下痛苦的傷口。

片面傾向者能做許多事情，然而卻難以學會放手，他好像被迫做著那些會讓自己精疲力竭以及對他人造成辛苦的事情。但唯有透過學會放手，他才有可能自由並且對自己負責。

# 我們該做什麼？

## 我如何能激發永續療癒的過程？

魯道夫・施泰納在GA 107/11中講述了四大層次的作用節律。本研究所的醫療經驗也證實重視這些節律有多麼重要。

*吾的本質是生命意圖的載體，並替我過濾重要事物*

假如我們想要激發吾的本質與其他層次以及地球各元素之間的結合，還有促進與他人之間的聯繫的話，我們必須根據日節律來工作。改善晝夜節律為第一步，第二步是必須每天練習。

*心魂本質為興趣、厭惡與喜好的載體*

假如我們想處理與統整心魂體驗的話，我們需要週節律，包括在學習療法中、在遊戲療法中、在關係治療中、在生命史工作中、以及在以解決問題為目標的工作與心理治療中等等。

*生命力本質、再生力量、記憶力*

假如我們想觸及生命過程與再生力量的範圍並改變我們的生活習慣的話，就必須按照月球28天的節律，每天都做些療癒性的事情；因此各種療程始終歷時四週，一次真正具有再生效應的休假也是歷時四週。我們會在一至二週的時間內提振我們的心魂，但無法振奮我們的生命力量。假如沒機會接受療養，那麼我們可以轉為連續28天每晚有剛好7.2小時的睡眠，並藉此建立與太陽節律的連結。

幼兒園內的晨圈律動（Rythmischer Reigen）與「講故事」，以及華德福學校內的「節律性的開始」與「週期課程」都持續四週，為的是讓所吸收事物能徹底經由生命過程而個體化，進而滋養孩子。假如我們想在生命覺片面性的領域中工作，此節律似乎非常重要。

*物質體、感覺器官、神經與大腦*

假如我們想讓療癒作用深入物質身體與人體的神經感官系統，並誘發突觸連結、髓鞘化、神經通道的改變以及大腦部位的網絡化的話，我們必須在整整一年中的每天都做新的事情。

*具備年週期的有意識生命*

有人說在烹飪鍋中，夏天放番茄與豆子，冬天放冬季蔬菜。每逢年節都是反覆的儀式，它們能對我們的身體健康形成穩定的作用。

這樣我們也能明白當失去某人而傷痛「入骨」時，我們為何需要一年的喪期，而處理哀痛對於健康又是何等地重要。

*更新、總是更加地成為我自己*

我們依循著七年節律來再生所有細胞，並脫胎換骨。在生命史層面上，每七年聽起來就像一個新的發展任務一樣，還有能力也跟著成長，能總是以新的角度來看待這個世界。

## 我如何強化存有的安全感與舒適感？

*我確保新陳代謝過程中能有更多的平靜*

我利用生物共振、肌動學或血液測試來找出我對哪些食物不耐。較輕微的不耐性常可被克服，而狀況顯著時我就一年不讓那種食物出現在家裡，遇到宴會、邀請與偶一為之的餐廳外食可以放心地吃它們，在經過一年之後我的機體應該已平復到可以再次接受所有食物。然而某些案例中不耐性的情況會持續存在，而必須繼續避免這種食物。

由於這些人的上端的感官印象可能會未經過濾而滲入新陳代謝中，因此大幅減少感官刺激有助於新陳代謝的恢復與療癒。

*我確保微量元素與維生素的供應充足*

我可以透過簡單的血液檢查來確認我的硒、鎂、鈣、維生素B6與維生素B12缺乏現象，反之要改變此狀態有時並非那麼容易而會需要順勢療法的震盪稀釋藥物，因為我們往往不是營養不良，而是吸收能力受阻。

針對身體各種過程中的鎂、鉀作用註釋

鎂參與超過300種的酶過程。此處我們試著描述與我們主題有關的重點：

- 活動提升時細胞所吸收的鈉會增加，缺鎂時這些鈉無法在活動階段過後從體細胞被分離出來，從而再次降低細胞的興奮狀態。
- 細胞無法在此階段吸收鉀，進而形成額外的缺鉀現象，這會導致慢性疲勞、頭痛、暈眩、心律干擾、便秘以及蛋白質合成與醣類能量轉換等過程的困難。心魂層面的後果則可能出現抑鬱與精神病發作。
- 腎臟需要鎂來排泄毒素以及新陳代謝最終產物。
- 鎂會阻止壓力激素、腎上腺素與去甲基腎上腺素的過度分佈。

針對硒與維生素B6/12缺乏現象的註釋

- 器官需要硒來維持良好運作。
- 一般認為硒會保護大腦不受神經毒素的傷害。
- 一般認為硒會降低罹患癌症或自主免疫失調疾病的風險。
- 缺少維生素B6會導致焦慮症。
- 缺少維生素B12會導致紅血球數量不足以及大腦內的功能障礙。

我確保重金屬毒素的排除

各種缺乏情形加上輕微重金屬中毒現象能夠透過毛髮分析來確認，也能藉由相應的順勢療法來加以排除。

*利他能（註：一種類安非他命的藥物）會對這些孩子產生安撫作用嗎？*

有別於因運動片面性而過動的孩子，利他能對因為自律神經失衡而不安的孩子無效。相反地，它會更加削弱再生力量並因此造成適得其反的作用。

*我確保在所有基礎感官中的感知行為*

請您確保孩子能夠不斷獲得充足的觸覺感官印象，您可以盡可能多按壓他、與他進行遊戲競賽、睡覺時幫他蓋上厚重的棉被。觸覺印象會傳遞存有感。

請您也同樣確保運動覺與平衡覺獲得充分的體驗：多陪您的孩子走路、攀爬與盪鞦韆。這不僅會提供自信，更會確保您的孩子能符合年齡地與他人產生聯繫，而不僅僅是透過談話！

## 透過泡澡與按摩來提升舒適感

我們在研究所中相當重視具有撫慰作用的律動按摩以及分散精油浴或高溫浴。

在進行這些身體療法前必須先謹慎建立關係，否則患者會拒絕或只是忍受這些療法，這樣的治療並無效果，因為太多力量被花費在忍受的動作上，使得預期的作用無法發揮。對重度自閉障礙症狀，此建立關係的過程可能長達一年。

*透過人智醫學的幫助，參照蕾娜塔・威斯普勒（Renata Wispler）醫師的文章*

*我確保能有規律的睡眠節奏*

建立起明確的晝夜節律是極為重要的。即使夜間失眠也要在習慣的時間起床並開始這天，這是對付睡眠障礙的最佳方法。清楚的進食節律加上晚餐吃輕食，以避免妨礙睡眠，也會有輔助的效果。

溫暖的腹帶與足浴能收奇效。一段可靠的晚間儀式加上重複的故事與圖畫書，還有爸爸媽媽全心陪著孩子回顧白天的體驗，這都會有安定的效果。如果您相信天使則可呼喚守護天使，這樣孩子就會知道不只有您在守護著他。

作惡夢時請您呼喚食夢精靈（„Traumfresserchen“），這是米迦勒・恩德（Michael Ende）的創作：

「食夢精靈，食夢精靈，
帶著小牛角刀來了，
帶著小玻璃叉來了，
張開你喀喀作響的小嘴喙，
那些驚嚇孩子的夢，

快快津津有味地吃掉它們，

但那些甜美、美妙的夢是我的，

請放過它們！

食夢精靈，食夢精靈，

我邀請你！」

您聽到它輕輕的笑聲了嗎？它來了！

請您不要試著叫孩子不要怕，因為他會覺得沒被認真對待，反之請告訴他一種能夠保護他不受可怕夢境、強盜、火焰以及野生動物傷害的生物。當他不害怕時，您再離開房間，請您在隔壁清潔浴室、廚房，同時請輕聲唱歌與敲打，這能安撫您的孩子。請您不要在孩子身邊睡著，而現在您迫切需要的是與另一半在下班後好好地休息，這是您們應得的。

假如孩子因為害怕某些聲響或怪物而睡不著或在夜間醒來，先請他仔細描述這些東西，然後您再呼喚有幫助的天使來保護他，接著恐懼往往就會過去。

對較大的孩子，您晚間也可以對白天進行回顧，如果可能的話請按照倒敘順序回顧。此時請您不要問哪件事是美妙的，請保持客觀與實際，您要問：「你喜歡哪件事？」

當孩子在夜間醒來，請盡可能少關心他。沒有任何一個孩子在十個月大時還會需要一瓶牛奶或茶。請讓您的孩子在白天飲食，夜晚則應該睡覺。

假如您的孩子早上很早醒來，請一方面用睡袋來確保若他比您早起床的話不致著涼，另一方面請您確保自己的睡眠，它是神聖的！

假如您的孩子晚間沒睡好，儘管如此還是請您早上再叫醒他，這樣他才不會失去其健康的晝夜節律。

另一個對入睡與連續睡眠的幫助是眼罩與耳塞。

*我如何面對偏食？*

孩子喜歡熟悉的濃度與口味。蔬菜常常只會生吃，因為這樣濃度與口味幾乎跟上次吃的時候一樣，假如蔬菜被煮過與調味，幾乎每次嚐起來都會有些不同。也因此義大利麵也較適合加番茄醬與成品醬汁吃，還要請您控制每次煮麵的時間要一樣久，煮麵時也要用相同的溫度。您能秉持著同理心設身處地想像這種對意外的恐懼嗎？基於這種同理心，您可以安心與肯定地要求孩子嚐滿滿一湯匙的新菜餚。人們應該從小就謹慎培養這個習慣，因為這能省卻日後的許多麻煩。對幼童助益良多的是可以在星期天總是給他A食物，而星期一總是給他B菜餚。

約從9歲起便可以有目的地練習把新東西加入菜單中。請與您的孩子討論該加入什麼東西、加在哪一餐、哪一天以及應該跟誰「練習」，請您設計出一項共同「計劃」。如此一來往往就能順利讓孩子慢慢接受吃新的東西，這對學校餐、即將到來的班級旅遊與生日等都相當重要。

正餐之間不該吃任何東西。對許多人而言，經過四到五個鐘頭後再吃東西是很重要的事情，因為我真的餓了，並且想吃些「正經」的東西。而另外一些人則傾向需要在習慣的時間吃四到五頓分量較少的正餐。

假如孩子固定幫忙做飯，也會發展出對新食物的興趣。假如他每晚都切甜椒，他也會想嚐嚐看這是什麼味道。

也請您避免讓孩子用牛奶與可可亞來填飽肚子，而不依照年齡來適當飲食。

### *我如何面對不尋常的衣物渴望*

我們麻木的「正常人」完全無法想像衣物上會造成干擾的一切情況：一處接縫、錯誤部位的一道皺摺、顏色、褲子與上衣的顏色搭配、「令人噁心」的原料、氣味、一道不規則的縫線、一個小標牌、一個小破洞、衣物會增溫或太緊，而我也因此感知到我自己、感知到新的東西。「對我來說，習慣就是美」一位女性朋友這樣告訴我。我穿了覺得舒服的衣物會帶來更多的舒適感。

您已經發現到人們必須在此找到一條共同的途徑，一方面能秉持同理心、另一方面又要能滿足天候與場合的要求。

我們的經驗顯示，衣櫃只應有符合季節的「心愛衣物」。不受歡迎或太小的衣服會遭汰換或送人，太大、太暖或太涼的衣物會被存放在拿不到的地方，只會保留必要的數量。

您會接受孩子雖然並非總是穿得「漂漂亮亮」，但卻舒適，這會省去許多麻煩！

孩子開始上學後您有時必須保護他們不受他人言論的傷害，這些人覺得您的孩子總是穿著同一件衣物或執著於某些穿搭很奇怪，請您理解並支持您的孩子。請冷靜面對您有時需要在晚上洗孩子心愛的褲子，如此一來晨間的行程才能進展得順利些。

此外請您考慮到患有這類傾向的人，儘管天寒地凍他們有時還是想全身脫個精光，他們並不知道自己的情況好不好。因此其他人必須負責保持正確溫暖並藉以確保身體的舒適感。

隔天的衣物要在晚上按照正確順序擺好，或甚至按照正確順序夾在一條短繩上。

您可讓您幼小孩子的背靠在您肚子上，將他放在您張開的雙腿之間的地板上，接著吟誦一首老童謠來幫孩子穿衣服：

「大家好，我們今天要做什麼？
首先穿衣服！
右腿、左腿，奧托（Otto）套上了內褲。
右臂、左臂，嗯，小襯衫是多麼溫暖。

然後接著…

右鞋、左鞋，媽媽/爸爸綁鞋帶。

你們大家，看我今天多漂亮！」

穿衣服也能很有趣！之後您提著一小籃衣物到先前的位置，只需偶而鼓勵性地說「右臂…」。請您不要過早期待孩子能完全獨立在他房內著衣。

上學的孩子常常必須經驗到，假如他早上根本不想好好穿衣服的話就會遲到或要穿著睡衣上學，而一旦此經驗出現令人不愉快的地方時，往後早上的情形就會有所改善。

# 我如何與自己以及其他人建立聯繫？

首要前提是能在自己的身體中體驗到更多的舒適感，如同上述！

## 您是榜樣嗎？

「像愛你自己一樣地愛身邊的人」，看著您自己，彷彿您正在進行一段強迫性的儀式一樣，請繼續對著自己親切微笑並做些截然不同的事情。不要試著戒掉某些習慣，那非常困難！請做些新的事情！「比起開始新事物，放棄舊有的東西要困難多了」，史提夫・德・沙澤爾（Steve de Shazer）在其「找到（/發明）解決方法」（Lösungen（er）-finden）一書中如是說道。

當您與自己練習過一陣子這種友善的相處方式後，就可以透過扶持的方式將它提供給其他人。

# 「同步到引導」

*同步（Pacing）*

我興致盎然地參與自閉傾向者所做之事，例如「轉盤子」，他可能會因為我如此地笨拙而笑，我們在相同層面取得聯繫，並且一起轉一陣子。接著我滾動那個盤子，他過了一會兒也有樣學樣，我們共同創造出一個使二人都開心的新遊戲。

*引導（Leading）*

接著我們做我所建議的活動：我們一起烘焙東西。因為我對你的主意感興趣並一同進入你的世界中，所以你也更能認同我的主意，你覺得自己被人看見，現在你也能看到我，也能充滿信任地跟著踏入我的世界一步。

*其他例子*

你尖叫著踹門，我跟著做。我或許會問：「有誰能叫得更大聲以及踢得更重？」我們有一個共同的遊戲。你感到驚訝、停下動作、我們有了聯繫、然後我們大笑並且做其他的事情。

或是你將枕頭完美準確地堆疊起來，我嘗試後卻徒勞無功。

你看著我，呆呆地對我微笑，也許會協助我。我們有了聯繫並找到了新的共同遊戲構思。

利用樂器進行對話也很有幫助，但請不要拿總是有些走調的Choroi或是學校木笛。許多這類孩子是相當有音樂天份的，你吹一段，我回應你，你回應我，彼此相和。

而與洋娃娃的間接非言語對話也相當地有幫助。我給你的娃娃看某樣東西，我們一起看這個東西，你也給我的娃娃看某樣東西。

*參與：參加 — 協助 — 融入*

具有彈性感意味著我理解世界，並能在其中發揮效力。自閉症譜系中的孩子始終感覺自己無法理解「正常人」的世界，而且周遭的一切都在評斷著自己的頭腦。成人對自閉症者的參與行為並不會影響到自身的權威，反而是要在參與的過程中充分與孩子對話。第一步應該要認真看待孩子的感受並將其化成言語，進而使孩子能更理想地感知自己的需求，同時也感覺自己有受到他人的感知。到第二步時才開始一起尋找解決方法，此時成人要負起全責來維持方法的實際性直到18歲，因為孩子在14到21歲之間才能學會完整地評估負面的影響。

參與共分四大發展階段：

1. 資訊：孩子會被告知所有與自己有關的訊息。

2. 共同討論：成人在作出一項決策前應先根據年齡來詢問孩子的感受與願望。

3. 共同決定：孩子開始有機會選擇自己想為解決方法付出些什麼，還有他希望獲得什麼樣的支持。

4. 自行決定：孩子可在符合年齡的範圍內自行決定。

下面我們要試著說明各種日常情況對自閉症譜系中的孩子與成人究竟代表了什麼意思。

*爸爸必須搬到另一個城市幾年的時間*

在學齡前年紀我們可以這樣解決：

資訊階段如下：我們購買一本相關主題的圖畫書或自己剪貼一本，主題會圍繞另一個孩子的故事而展開，然後我們製作可動的圖片，在一角畫上我們的房子，在另一角則畫上爸爸的新家。在這之間存在著一片天空，在地上有一條鄉間小路或是鐵軌，中間有段長長的間隙。我們畫爸爸所搭的汽車、火車、飛機，把它剪下來然後在背面黏上一根桿子。接著我們畫出家人並把所有人剪下來，爸爸在週日晚間一個接一個跟所有的家人道別、出發，然後週五再回來，我們共度一個美好的週末 … 有時我們所有人都會旅行去找爸爸 … 我們說出彼此的感受並認真看待之。

共同討論階段如下：假如搬家一事沒有明確的必要性，家長可以透過遊戲的方式找出孩子對這個改變的反應並將之納入最終決定的考量中，「因為你很難過，所以爸爸決定不搬到別的城市去了。」

面對9歲左右開始的學齡兒童可以下列方法解決：

資訊階段如下：我們買一張清楚的國家地圖，然後圖像性地說明爸爸考慮要接受在另一個城市的工作，並給孩子看城市附近的照片。

共同討論：我們問你的感受，假如爸爸離開五天的話，你最想念什麼？

共同決定要等到9歲左右以後才真正有意義，在這之前大人們只要考慮到孩子的需求來為他們作決定，孩子們就會很幸福了。共同決定階段如下：假如爸爸週一到週五不在家，那爸爸必須在週末以及假期陪你做什麼，你才不會太難過呢？假如孩子哭著說什麼都沒用的話，那麼家長就等待另一份工作；假如孩子提出可行的活動建議，那麼家長要牢牢記住，不可失約。

自行決定則又進一步，要等到青少年年齡才真的有可能執行。在上述三個前行步驟：關於新城市、不同學校類型與休閒活動的詳細資訊，共同討論正負面之體驗以及共同決定哪些是完全無法承受的事情之後，父母問：「你比較想繼續住在這邊，只有週末見到爸爸，或是你覺得我們應該搬家？你能做些什麼來讓事情順利發展？你需要我們做些什麼來盡可能讓你覺得好一些？」

透過這些對話，孩子會克服他們對失去掌控與改變的恐懼，並與其感受取得聯繫，而總有一天他們將能夠透過言語加以表達。他們從父母那兒學習到如何既保持與自身感受的聯繫，又意識到對他人所造成之影響來下決定。

我們也同樣能依據智力殘疾狀況來幫助自閉症譜系中的成人。患有亞斯柏格症而極度聰明的人同樣需要這項協助，因為他們難以與自身情感建立聯繫，然而為了能作出符合自身的決定，我們不能僅詢問我們的理智，也必須詢問我們的感受。

*我如何練習社交能力、對自身以及對他人感受的感知行為？*

自閉症譜系中的人經常對自己在一場爭執中所扮演的角色以及這對他人可能造成的影響缺乏感知。此時詢問：你們身在何處？在校園？哪個確切位置？你還有對方怎麼樣站著？看了什麼？做了什麼？多快？會對上述情形相當有幫助。人們不多作描述，而直接以角色扮演的方式忠實還原當時情形的細節，讓小孩去演示自己，而我則負責其他的角色。請您問清楚誰怎麼站、怎麼移動他的手臂與頭、怎麼看、動嘴、用什麼聲音說了哪些話！你說了什麼？當你做這件事情的時候有什麼感覺？請您重覆孩子說的話，然後再問得更仔細些。接著，請交換角色，您扮演您的孩子，而您的孩子則扮演對方，現在請您說出您的感受，而您的孩子則說出他在他人的角色中的感受。您會對您的孩子當時的感受感到驚訝，並更能瞭解他，而處在他人角色中的孩子也會有同樣的感受。假如您的孩子無法順利變換角色，便請您不帶任何情緒地告訴孩子，當您身處他人處境時會作何感想。孩子會感到驚訝，因為當時他並不知道他人有何感受。

請不斷觀看家庭相簿中的照片，然後共同回想您們當時在何處，看看是否還記得起來當時發生了什麼事，當某人這樣站立、觀看與做出這些手勢時為什麼會有怎麼樣的感受等等。

請與您的孩子一起玩娃娃，手偶以及看起來像小孩的布娃娃尤其適合。

請您讓娃娃代表另一個孩子來玩遊戲，並以最溫和的方式來進行另外一個孩子所會做的事情：想一起玩、想改變遊戲、生氣、搶走某件東西、開心、友善、調皮 … 然後娃娃會像個真正的朋友一樣不斷地確保凡事順利、不論如何我們都還是朋友。您的孩子會對娃娃相當不友善、請您絕不要對他的舉止進行道德評價，這個娃娃非常地堅強，而您將看到它會變成您孩子的第一位朋友，他有時或許也能和它分享自己的感受。如此一來您的孩子會在受保護的範圍內鍛鍊出社交行為，而且總是基於真實的遊戲，從不透過道德勸說的途徑，時間一久他就能將個別的東西帶進日常生活中。

假如您的孩子喜歡演戲，人們也能透過戲劇遊戲來體驗與練習「龐大的」感受。而對於某些不想出現在舞台上的孩子而言，娃娃遊戲會更加合適。

唯有當我也能好好地感知自己時，我才有辦法在社交層面上秉持著同理心來感同身受；只有那些我自己能認識的感受，我才有辦法在他人身上感受得到。我始終是各種事物的指標，因為我不認識其他的指標，而這點適用於所有人。自閉症譜系患者的問題在於，他們難以感知、指明、歸類自身感受，這一方面意味著他們雖有各種感受，但卻無法將其歸類，故也無法運用它們；另一方面他們則無法體諒他人的感受。

第一步必須要練習能更明確地獲得自身感受，這點會需要熟識孩子的人去感覺並說出：「你生氣了」，「那件事讓你憤怒了」或是「你剛剛相當開心」。不要期待孩子去確認您說的話，而要期待他能感受自己的內心，彷彿在「掃描」著您說的話是否有切中其真正的感受，如此一來他將會更能意識到自己的感受。

當孩子以言語或手勢的形式表達其感受時，請您首先必須確認這些感受，讓您的孩子感覺自己有被人聽到、看到與理解：「你相當難過遭到朋友的拒絕」，「我們改裝了客廳讓你感到憤怒」或是「老師今天生病這件事刺激著你。」

如此一來會形成孩子與您之間的關係，而此關係會在覺得自己被人看到的地方形成。

下一步請與您的孩子共同找出一個解決方法。請確保孩子跟您一起尋找，如此一來他才越來越能學習去感覺自己需要什麼，而不仰賴您。唯有當孩子能感知並認真看到自身的情緒時，他才有辦法也去感知其他人的情緒。請停止向您的孩子解釋他人可能會有怎樣的感受，以及在這個情況下人們也可能會有不同感受，這樣會破壞您與孩子的關係，尤其是您會刺激孩子的感受！

*請練習與您的孩子爭吵*

許多這類孩子不懂得如何與人爭吵，他們對自己也缺乏肯定與自信所以不敢爭吵。爭執與妥協的交涉會創造緊密的聯繫，接著他們會做出像移轉動作（Übersprungs-Handlung）的行為，他們並不喜歡這個情況，因此在家與您的孩子練習如何「爭執」是相當重要的。請與孩子爭論並非真正要緊的東西，選擇某些身為家長的您毋須領導的事物。比起爭執，這更像是種捉弄。請示範給您的孩子看，爭執也能帶來樂趣，讓他體驗人們會在爭吵過程中感受到自己，也會與他人密切交集。即便吵過架，但最後一切都會好轉，甚至還會強化彼此的關係。

*我能做些什麼來理解遊戲構思、遊戲規則、諷刺與玩笑？*

如您已瞭解的，孩子的生命覺以及思想覺並未發育成熟。您該做些什麼以便讓思想覺能更加同理地來理解他人的想法呢？

促進生命覺的成熟！因為成熟的生命覺是思想覺的器官，這是條漫漫長路，但絕非死路。

您肯定已試過不斷重複解釋同一件事實，有效果嗎？沒有！儘管如此您仍不斷嘗試並惹自己生氣。請您從新的角度下手！

請您透過身體舒適感與共同工作來開始這條漫漫長路，您將會一步步獲得回報，孩子會漸漸理解遊戲的構思與規則。

直到您瞭解圖像式的語言、諷刺與玩笑之前，這將是一段相當遠的路。請您使用普勞恩（Plauen）的「父與子」（Vater und Sohn）簡短漫畫，在完全不加協助的情況下讓您的孩子找出並且講述故事的重點。您會難以相信您聰明的孩子竟無法領會漫畫的「玩笑」，然後您會對他的弱點有更深的瞭解。要去理解某個擅於自行思考的人竟然沒有能力感同身受地去理解他人的想法，這是相當困難的。

觀賞這些漫畫或是自己根據您孩子的生活來畫些漫畫，並共同考慮：「這邊會發生什麼事？字裡行間要穿插些什麼？」這有助於您的孩子在理解陌生思維的過程中能更加靈活。

面對年紀較大的孩子時，您可稍加回顧工作的成果：「餅乾烘焙好了，我們一起觀看它們，每片都不一樣，為什麼會這樣，它們這樣還算是好的嗎？」

您練習某件事情然後觀察哪個部分改變了，為什麼？

讓您的孩子獨自找出答案，請盡量少協助，這會強化他對過程以及對參與改變的信任感。

*我如何協助與兄弟姊妹間的相處？*

根據我們的經驗，沒有任何發展協助比擁有弟妹這件事更有幫助。即使在弟妹出生後一開始會因為他們對母親的極端依附關係而產生嚴重的嫉妒，但許多孩子都能成功與自己的弟妹一起追上發展的腳步。

對於弟妹而言，兄姊的控制慾會對他們造成困擾，而他們必須偶而有自己獨自的遊戲時間。

至於最佳的爭執調解方式，請您一手抱一個孩子 — 我們承認這在有三個孩子時會有些困難 — 並描述事情的經過以及每個人可能的感受：「這邊有個人完全不能忍受他的兄弟也想要有台火車」，然後對另一方說：「而這邊有個人卻非常想要開火車」，接著再對另一方說：「有個人忘記他有多強壯，而弟弟現在被抓傷，哥哥並不想這麼做」。請您帶領「哥哥」稍微對傷口吹氣與撫摸。

也許孩子們接下來可以平和地一起玩，否則的話請您將孩子分開或是陪著他們做所有的家事。對狀況的評價與處罰毫無意義，因為「哥哥」並非是因為強壯而帶有侵略性，而是在失去掌握的情況下感到無助。

請您始終要意識到，身為弟妹的孩子也很快就學會要做些什麼事來惹怒兄姊並使他們失去控制。請您同樣不要對其挑釁行為進行道德評價，而是要在不偏私的前提下終止此情形。

在有許多可供觀察且不斷重複之行為模式（它們包含了二個或更多家庭成員，並依據可預測之規律出現在每日與每週的家庭生活中）的環境中成長的孩子是較為健康的孩子。 — 亞倫・安東諾夫斯基（Aaron Antonowsky）

*我們如何能有趣又有意義地共度休閒時間與假期？*

請將時間用在簡單的人類原始活動上：準備食物、種植與採收蔬菜、沒得選擇時就在陽台盆栽中種植豆子；您們可以一起照顧動物、打磨與粉刷、縫補與修理、健行、撿拾木頭、劈材並生火煮東西。

度過最初對新事物的厭惡與恐懼後會馬上產生出樂趣。

請多陪您的孩子走路，同時盡可能少說話，而以多唱歌的方式來取代說話。二人共同用雙手雙腳來完成某件事會讓親子之間產生連結，孩子會體驗到我會某件事，並且可以不依賴成人的稱讚來增強其自尊心。

假如您的孩子想騎馬，請提供他包含了餵食、清理馬糞、打掃馬廄走道、幫馬刷毛、刮理馬蹄、馬轡與馬鞍的保養等等的「農場全餐」。也許您會有機會與孩子一起體驗一隻動物的出生與死亡，這是生命包羅萬象的過程。

請您為假期找出一間「真正的」農場，它有許多不同的動物以及好心的農夫，坐落於海邊或山中，傍著一個會讓您喜歡得每年都去那裡避暑的湖。因為這樣您的孩子可以期待來到熟悉地點而毋須再去適應新的環境，在二度造訪時您們可以從第一天就開始享受假期。可能的話請您停留四週的時間，好讓整個家庭能夠恢復活力，因為照顧有片面傾向的孩子要耗費許多精力。請您考慮到雖然人生漫長但是身為家長的時間短暫，您之後還會有機會自己去進行其他多采多姿的旅行。

# 有意義的促進溝通與語言治療是什麼樣子呢？

*有發音困難的情況*

您的孩子試著與您說話，但卻無法順利發出子音？

那麼他有因幼兒期活動模式所導致的負荷，其運動重點還不在臀部區域，而是像幼童一樣在頸部區域。他的運動或許已趨精細靈巧，但其用力程度與速度並未全然符合現狀。您可以協助孩子，藉助BLI（Bernard Lievegoed Institut）的具體化概念（Embodiment-Konzept）來促進其自我運動覺的成熟，而發音將會自然而然地改善。請您不要訓練發音與字彙！這類孩子必須透過身體運動體驗來學習話語。

*有逃避溝通的情況*

您的孩子會逃避與您或其他人說話，因為與他人接觸仍會令他感到恐懼？

這類孩子往往可以完美說話，但說話卻會讓他們過於恐懼。當我們與一個孩子工作，並且想明確地建構其身體舒適感來讓他感覺更安定時，可能會一再地體驗到孩子彷彿若無其事地突然與我們說話，此刻我們不可以顯露我們的快樂驚喜，否則孩子會感到羞愧而再次退縮。

請透過娃娃來對您的孩子說話，經過一段時間後孩子可能會開始對娃娃說話，並藉此累積足夠的信心來與您說話。

某些孩子會用卡通的聲音說話，這類孩子同樣不想真正展露自己，不想真的透過說話來建立聯繫。請絕對不要對此多作評論，請您自己保持正常的聲音，只要孩子一對狀況或其他人取得信任，就會漸漸用自己真正的聲音說話。

當我還是年輕的語言治療師時曾與一位自閉且有智能障礙的5歲女孩練習唸詩，每天早上大家會一起唸這些詩。在個別治療中她學得很快，我相當地驕傲，直到我不得不察覺我們其實走入了死巷中，因為這個孩子從不將她的語言能力投入到溝通中，而只是像條小溪般繼續漂亮地覆誦多年她早已學會的詩句。假如當初我選擇漫長的路來照料其舒適感、給她更多安全感、透過樂器或娃娃來建立第一層間接溝通管道，誰知道她可能會出現什麼樣的發展呢？

*與不說話的人的相處*

面對不說話的人，有一件很重要的事是其他人要明確且大量地與他們說話，特別需要探討的是下一步該怎麼做，可惜這點常遭人遺忘。您必須相當清醒地接收構成溝通行為的所有信號，例如肢體語言、表情、手勢、呼吸與肌肉張力的改變；假如您有能力去解讀，那麼您也有辦法與不說話的人聊天。您能夠成為孩子與世界之間的傳話筒以及中間人。

請您考慮到，每當這個中間人替換時，不說話者都會陷入莫大的困境中，因為又要好一陣子沒人可以理解他了。

*對促進式溝通（Gestützte Kommunikation）的贊成與反對*

假如孩子到了學齡年紀仍無法克服其說話恐懼時，我們也許可以開始在電腦上進行促進式溝通訓練。

我曾在一場瑞士協會的會議上體驗到，一位女士帶著有深度的文章來參加座談會，這是她迅速在筆電上書寫、並讓其助手唸出來的文章。

另一則報導曾讓我深刻省思。一位年輕德國男子在愛爾蘭坎培爾社區的第一天接獲委託協助一位年輕自閉症男子在電腦上書寫。這位之前從未遇到德國人的年輕愛爾蘭人以完美無瑕的德文寫下了德國人對窗前美麗風景的想法。這個德國協助者顯然用雙手提供了協助，但並未將專注力「借給」那位年輕人，而是專注在自己的思維上。

漢堡大學的普羅普斯特（Probst）教授與其同事的研究讓這種促進式溝通顯得有待商榷。

我們在研究所內也常有自己的思想遭到讀取的感覺。當我們測試一位兒童時必須相當注意家長與我們都不能想著正確解答，否則的話我們測試的對象並非是孩子，而是我們自己。

對方有何感受與作何想法，自己可以超感官地感知到，而且是完全客觀的，但自己卻無法以同理心去理解。

假如您選擇了促進式溝通，請確保協助者不只是扶著手而已，而是要為他人投入其全副專注力。

*我如何面對許多為什麼的問題？*

您被問一個問題，您回答。接下來呢？您再次被問同樣的問題，彷彿您壓根啥也沒回答過，或是在回答了問題之後隨之而來下一個「為什麼問題」。

一個患有亞斯柏格傾向的人，即便他能言善道又聰明，還是有著思想覺弱點，他無法清楚理解他人的想法，要反覆搞清楚這點其實一點也不簡單。

這個認識會得出什麼結論？請您不要多次回答同樣的問題。

當涉及日常資訊時，即使您每次說的內容都會有些不一樣，但直到您找到能夠被理解的話語為止，此過程對雙方都是種精神折磨。請您開始做些新的事情，做一種有意義的行為，請您在說話時加上節奏，進入呼吸與行為中會有幫助效果，並能克服身不由己在那兒反覆打轉的思想。

一位4歲兒子的母親說道：「我們的兒子從3歲開始對我們所說的每件事都加上『為什麼？』」

『喔，看哪，今天豔陽高照！』—『為什麼太陽會閃耀呢？』『今天我們來烤蛋糕』—『我們為什麼要烤蛋糕？』『你想要點蠟燭嗎？』—『為什麼？』『奶奶馬上來。』—『奶奶為什麼要來？』

有時這簡直要把我們搞瘋了。就算我們只是回答他：『為什麼，為什麼香蕉是彎的？』，他也會繼續問：『香蕉到底為什麼是彎的，媽媽？』

最後我們嘗試了新方法，只透過唱：『為什麼，就是這樣，噠　法　啦！』（Warum, darum, trallefallera！）來回應他無止盡的『為什麼？』這真的有幫助！我們不再糾結於他的問題，而只是單純地掉入我們的歌聲中，往往還伴隨著眨眼。直到問為什麼的動作止歇下來需要很長的時間，但歌唱讓我們作家長的能幽默以對，使我們自己冷靜下來，而這也對我們的兒子相當有益。

問問題可能也是孩子建立口頭聯繫的嘗試，因為比起透過眼神或肢體交流，這原則上對孩子更容易些。當您的孩子有許多問題，請您自問：「我剛剛跟自己的孩子有良好的聯繫嗎？」「我的孩子剛剛跟他自己有良好的聯繫嗎？或是感到無聊？」親子間密切的聯繫，特別是經由身體的聯繫能夠終止問問題的行為。

人們也能要求學齡兒童自己回答問題，他們往往能夠勝任並會停止問問題。

我們需要敏銳度才能知道，何時有回答問題的必要。是因為孩子需要答案來讓自己感覺更安全嗎？

例如在新的場合下！就值得詳細地回覆，如此一來孩子就能作好萬全準備且「有力地」地掌握社會適應能力。

# 我如何面對情緒發洩？

我短暫走出房間，也許去上個廁所，我一直都清楚剛剛的體驗是孩子絕望感的發作，而非試圖要欺侮我！當我感覺好些以後再回到孩子身邊與他相處，就如同「社交能力」段落中所描述的內容。

*不要壓抑情感控制*

一個長久的可能性是每天為自己以及照料者進行「情感控制」的練習，這是魯道夫・施泰納所提出的第三個附帶練習，其目的並非在壓抑情感，情況正好相反，這是要讓情感完全爆發，讓它們徹底充滿我的內心，但卻完全不讓一丁點情感可見於以及可聽於自身身體的邊界之外。這個練習會帶給我存有強度的感受，因此它療效卓著！我不會憤怒而失去理智，反之我會感受到自己，這會給我安全感與平靜，我應該在心中蒐集這種安全與平靜的感受，並讓它從該處流進雙手雙腳與頭之中。經過短暫練習後這種練習會帶給日常生活從容平靜的光芒。

# 為了孩子，我該學習如何面對自己的過往歷史所引發的感受

我們自己小時候也曾有過創傷，當孩子或成人去觸碰這些舊傷時，它們會裂開，我們馬上又會像小時候一樣無助。我們會體驗到他人的行為是有威脅的，我們覺得遭到了貶低。

我們的創傷很久遠，它只會被他人無意地「戳痛」。我們的感受是「久遠」以前的感受，它們並不代表眼前的情況，我們能像對待孩子的感受一樣地來對待自身感受：認真看待、安慰並澄清這並非那個意思，而且明年要掌握機會從舊傷走出來並變得「更健康些」。

*用同理心取代融合感與離斥感*

對所有從事看護與教育的人而言，魯道夫·施泰納提供給治療教育家的同理心練習（GA 317/2）相當容易、簡短且有效。內在態度在一個星期後就會開始改變。

心魂在日常生活中總是會因過度的融合感與離斥感而失衡，不過這個練習根本不給我們有這些感受的時間，因為它要求我們保持持續觀察的興趣。

我們面對著一個正在發洩情緒的人，我們事後想要悄悄地完

全以同理心鑽進他的內心，認真嘗試仔細地去模仿他。我們興致盎然地觀看他如何舉手、投足、擺頭，嘴巴是開的/閉的？在嘗試模仿他的過程中我們會發覺自己做不到，所以必須更仔細地觀察。

在他下次情緒宣洩時我們沒有時間產生感覺，我們必須更仔細地觀看。之後我們會模仿得更好，我們讓這個陌生的生命覺在我們體內迴響，它感覺起來跟我們之前的想像不一樣。我們開始瞭解以及能對他人投以同理心，不過同時也保持著一種健康的距離。

在他下一次情緒宣洩時，我們的行為舉止要越來越像是解決方法的一部分，不會再無意造成情況戲劇性地升溫。這像是給我們的一件禮物，而且還有更珍貴的禮物：「點子」。從有益本質的層面會有或許是來自於守護天使的東西降臨在我們身上，這可能是一個我們能自動自發去做的有益點子，或是一句幽默風趣的句子。幾天後我們會問自己，我們過去怎麼能跟這個人這樣糾纏不清。

### *幽默 — 自嘲永遠有幫助*

我在睡前花不超過五分鐘的時間來回顧一天的場景，如同一部往回播放的電影。這邊有個小例子：

我看到孩子沒有安全感的眼神，聽到自己憤怒地「打著簡訊」；孩子看著地板；我狠狠地盯著孩子並對他說教；我放下話筒；孩子開著他最愛的車子駛過地毯；我在跟安娜說話；孩子把他的汽車從玩具盒倒出來；我朝浴室方向比了個手勢；孩子疑惑地看著我；我跟安娜在講電話；我說「快去刷牙」；我們快要結束的時候電話響了；孩子跟我一起清理晚餐桌。

現在請倒著讀這段文字，這本來可以成為一個美好的晚上，不是嗎？請想像您在好幾個晚上都看到類似的情況，您笑了，而現在電話又在飯後響起，您會做些什麼？

上述所有練習都會幫助您，讓您在與有片面傾向的人相處時能越來越誠實與真實，這對於跟有自閉傾向者的相處似乎極為重要，他們本身只能說實話以及作自己，他們無法假裝。他們有時會用真實卻無惡意的回覆傷害我們，這是因為我們感覺自己被看穿了。且讓我們向他們學習吧！

*一位4歲兒子的母親說道*

我們每天所面對最大的挑戰之一，是我們的兒子發脾氣。為了保持自己不跟著生氣，去意識到他的絕望感是會有幫助的。他並不調皮，他只是感到絕望。當他生氣時，我們知道他失去了在世界上的立足點。接著他真的憤怒到「抓狂」，入世將是唯一能幫助他不去經歷這種絕望的方法。

「眼前是個想要被緊緊擁抱的男孩」，我這樣說並緊緊地抱住他。他往往會喊叫得更嚴重，並開始以雙手雙腳來自衛。然而我會緊抱著他並靜靜地說：「沒事的」，或是我不發一語，保持著積極的想法。然後我會想到某個時刻，我們的兒子在當下真的很快樂與投入，例如我會回想起我們的假期，我們的兒子如何興奮地在海裡游了他首次的自由式，或是我會想像總有一天我們也將像個家庭一樣擁有正常快樂的日常生活。這可能會持續五或二十五分鐘，最後我會發覺他的身體再次柔軟與放鬆下來，他會依偎在我的懷抱裡。然後他甚至往往會說：「抱緊我，媽媽。」接著我知道他的絕望現在平息了，這個時刻對我們雙方一直都是非常非常有撫慰效果的，我的兒子又重新回到他的身體裡面，而我每次都會感受到對這個奇妙小男孩的巨大的愛。

我發現我越學習對我的兒子保持同理心 — 同時也對我自己保持同理心 — ，我就越能輕易地面對他發脾氣的情形。我自己也常在對抗在心中增長的怒氣，我現在越來越有辦法經由頭部來將怒氣宣洩掉。我透過我的兒子而瞭解到這個怒氣其實是我自己的絕望感以及在這個世界上的不安全感的表現，而就像對我兒子一樣，我透過內心冥想地對自己說：「沒事的，我能夠信任。」假如我無法保持平靜而同理的態度，就無法抱緊他，那麼接下來就會爆發越界的權力之爭。

這裡描寫的並非典型的「緊抱療法」（Festhaltentherapie），而是一種個人的關係途徑。

# 工作與練習

*如何能進行一種有時間順序且有意義的行為？*

如同上述，這種片面傾向也包含了無法透過模仿來理解有意義的行為，而令人混淆的是某些人在很小的時候就已經因為提升的感知能力與傑出的記憶力而能夠精確模仿所見所聞，他們會完美而完全「未經消化」地模仿動物、方言與其他人的聲調。模仿意味著吸收、適應、學習並以我的方式為之，我們如何能補足這個重要的發展步驟呢？

我們受到翡麗希・阿弗特爾（Félicie Affolter）的啟發，且讓我們學習如何陪伴一個對模仿各種過程毫無概念的人，能與他一起「沉浸」到體驗的過程裡。要開始上述動作時需要陪伴者的冷靜、耐心、極度專注、具備同理心的基本態度，以及與被託付者之間的良好聯繫。

這邊要描述一段與學齡前兒童一起進行的烘焙過程。烘焙所需的一切材料都呈半圓形圍繞著陶製的烘焙大碗，每個人都圍上圍裙，提起衣袖並套上「工作袖」。孩子站在一張凳子上，用肚子貼著工作台，陪伴者緊緊地站在孩子身後，從後上方引導孩子的雙手，並等待直到由此接觸引起的初步刺激消退。

孩子隨著後方而來的引導把烘焙碗拿到他的心臟前，並說：「這是超~大的烘焙碗！」然後再把碗放回去；「這是麵粉」，所有材料都會被拿到心臟前然後再放回去。如此一來會建立起與所有原料和設備之間的聯繫。

接著孩子以雙手作碗，麵粉會多次經由「手碗」被倒入陶碗之中，還有油、溫水、鹽與酵母也一樣。對氣味敏感的孩子可以在弄碎酵母時捏住鼻子。

對於孩子必須伸手去抓這團混合物時所感受到的噁心要保有相當的同理心，接著我們開始了烘焙過程。我的雙手放在孩子的雙手上，我們吟誦一段古老的麵包師口訣：

無法通熟揉麵者，
不是真正麵包師，
用力，別偷懶，
徹底揉出麵糰。
手掌手臂與手指，用力壓！
所有糰塊都將瓦解。
用力工作閉上嘴，
上帝祝福即在麵糰裡。

講話的聲音必須活潑生動，節奏在快速與極緩慢之間擺盪。每個音節都伴隨有揉捏動作，時間也搭配得天衣無縫。

照料者將他強烈的專注力「借給」孩子，孩子往往會在第三個烘焙過程中開始感到深刻的喜悅與驕傲，他會忘記身後的照料者。

這個方式也能用在煮飯、洗衣、鋸木、掘土、耙地、播種上。這種共同工作的一大成果是能心平氣和地與父母親共事活動，再過一陣子後就可開始初步的自由模仿遊戲。

請您不只是跟這些孩子們玩，請您也要跟他們工作！然後他們會獨立學習遊戲！

您也應根據年齡來與更大的孩子們做所有這些活動，例如烘焙全家都能享用的週日小圓麵包（Sonntagsbrötchen）。重點是要讓孩子體驗到：我在揉捏一塊麵包麵糰，其成分總是相同，我總是形塑著相同的東西，小圓麵包總是會進到烤箱中，當我取出它們的時候，每塊看起來都不一樣，但一切都是好的！

就好像您在種植向日葵或胡蘿蔔時也總是有相同的程序，但卻總會出現不同的結果，而這種自然現象其實都是好的！

如此一來孩子的理解與思想覺會在事後成熟，而您則練習去贏得對於過程以及對於自身能力的信任，這種對自己的信任也會漸漸地移轉到心魂生命上，間接地使您的孩子能更易融入新的狀況中，他將能承受、練習去學習，因為他曾在烘焙與播種時體驗到：「一切終會順利的！」

片面傾向的人會開始瞭解世界，並體驗到自己能夠在這個世界上引發某些結果。應變能力與一致感的增長會產生最深刻的療效。

在學齡兒童與成人身上的時間順序可按照TEACCH模型來安排。對所要求之活動的每一小步、每次伸手都會透過小型圖畫或照片加以視覺化，然後全部按照正確順序一個接一個貼好，以克服時間定位障礙：「首先要做什麼，接著要做什麼？」，使其有辦法在數個工作步驟中獨立工作。

### *職能治療，好或不好？*

我們的經驗顯示，當父母、祖父母、褓姆、幼兒園老師、安親班老師能夠在日常生活中共同參與工作時，會達到完全不同的療癒效果。所以說日常生活會產生療效，其作用擴及所有層次。那種每週一小時的治療雖然能安撫孩子的心魂，但有意義的兒童治療始終也必須包含家長輔導以及家庭日常生活的促進，如此一來吾本質特性，再生性的生命身以及物質身就分別能在每日節律、在28天的月節律和在365天的年節律中受到強化。

當孩子身邊沒有其他人有能力創造出能讓孩子體驗到「我是世界的中心點」的情況時，職能治療則是項合理的方案。職能治療師也絕對應該依據感覺整合的方法來接受培訓，而且盡可能透過廣泛的合理情境提供日常活動或遊戲給孩子。

對學齡兒童來說，能有一位家庭範圍以外的關係人與其建立起信任關係會是相當有意義的，這能作為從家庭共生關係跨越到與權威者、教師以及同儕團體關係的橋梁。

*行為治療何時會有幫助，何時不會？*

行為治療旨在協助人們，使他們的行為能更加地適應於環境的要求。在德國的「自閉兒童協助」中心裡人們尤其耕耘著這一塊。除非無法避免，我們才會在療程較晚的時間點採用來自TEACCH模型的一些小方法，否則一般來說我們不會用到這些方法。

就我們看來，透過行為治療不會形成溫暖的聯繫，而本來就過強的頭部力量會承受更多的要求以建立必要的自我克制，如此一來上下二股力量流的內在平衡會更加失衡。

當然行為治療經常呈現快速的成效，因為它乃是建立在清楚的規則之上，而自閉症譜系患者往往非常善於遵循重複的規則。然而如此一來並無法真正對孩子產生療效，而僅會對孩子身邊的人有安撫作用。基於家庭系統的角度來看，有關孩子在行為治療中是否過早為自己的行為負責是值得商榷的，難道不是父母和教育家應該負責確保一切都會順利好轉嗎？

*我如何面對對污垢、細菌與黏糊糊的雙手的恐懼？*

前面提到的那位母親對此表示：當我們的兒子4歲大時，他突然開始對污垢產生恐慌反應。他的雙手不得弄髒，他的套頭衫不能有汙點，他不想進去花園，因為可能會弄髒鞋子，也根本不肯踏進沙中。他接著會像發瘋一樣地喊叫，因為污垢讓他害怕。

我不知道怎麼幫助他，因為基本上我的情況也類似，我們的兒子只是反映出我本身對污垢的反感！假如我自己就對污垢與沙子恐懼的話，要怎樣才能跟他解釋雙手、套頭衫、鞋子有時弄髒或沾上沙子其實並沒什麼大不了？！

唯一一條路必須透過我自己：我開始透過頭腦來輔導自己，亦即透過頭腦來淡化「污垢」。我嚴肅地思考假如我身上或家裡有污垢到底確切會發生什麼事，於是我再觀察那些讓我印象深刻且喜愛的人，看看他們是怎樣面對污垢、沙子與衛生的；接著我告訴自己這些人不會一直洗手或只把鞋子留在門前，儘管如此他們也沒有生病。所以污垢並沒有問題！

與此同時對我最強而有力的推手就是我的兒子，我看到他如何被困在面對污垢的恐懼與絕望中，我渴望他也能盡情地在沙堆中遊戲。我希望他的恐懼能被治癒，並讓我自己也跟著他受到療癒。

有趣的是我所要做的不外乎是改變我自己內在的態度罷了，而直到我們的兒子能夠再次在草皮上與沙堆中奔跑只需短短幾週的時間而已。中間的時間我們總是拉著他的手，陪他一起走過花園，當他尖叫時緊握住他的手，並在內心想像一切都很順利，他只是在那個當下感到絕望而已，但很快地他就會重新喜歡沙子。

最後他辦到了，而且是我陪著他一起完成的。他現在在草皮上玩耍，讓自己倒在青草上，當他膝蓋上的褲子有一片青綠時，他只是看著我說：「沒關係，妳可以洗褲子，媽媽！」

*我如何面對憂慮？*

一位5歲兒子的母親說道：我們的兒子剛開始上學時會一直擔心錢的事情。他會問：「我們錢夠付那個嗎？我們需要付這個嗎？」

當他聽到下面的回答時或許會安心點：「對，我們要付這個，畫家幫我們畫得這麼漂亮。我們要謝謝他辛苦的工作，這樣他也會很高興，還能買好吃的東西給他的太太和孩子們。媽媽的錢永遠都夠我們買好吃的東西。」

這種成人問題中的現實意義應到青春期才該出現。

*我能做些什麼來讓我的孩子不會感到自己一直遭到歧視？*

因為他覺得身體不舒服，因為他缺乏自信，因為他從來不滿意自己，所以他覺得自己受到了歧視。

言語並沒有幫助，能幫助他的唯有多加針對其舒適感工作，以及讓他具備得以居住在自己身體之中的欲望。我們可以透過許多有意義的共同活動來增強「我會做某件事，而且我瞭解該做什麼事」的感受。

面對手足間的忌妒現象，為了紓發孩子的感受，您可在具體情況中說道：「這邊有某個人想要拿比他妹妹還大塊的蛋糕，他好可憐，因為他的媽媽不給他」。當您不帶任何諷刺口氣說這句話時，您的孩子至少會覺得自己被人看見與理解。請您不要說「可是你那塊明明跟…一樣大」，這在客觀上可能是正確的，但卻不符合孩子的主觀感受，他會覺得自己被誤解且較不受疼愛。

*我該如何跟我的孩子說他跟其他人不一樣？*

最早從9歲開始！接著他自己會持續感覺到自身與他人之間的差異性。我們能夠藉助已講過一百遍的故事來告訴孩子：「曾經有個男孩 … 他很會 … 但是當那發生時，他會害怕 …」孩子不應有意識地發現自己就是故事中的角色，這必須加上許多的情節來讓他相信這是別人的故事，而故事必須在經歷長久的努力之後有個美好結局。

等到青春期才可以在直接而平靜的談話中透過專業意願與目標來討論有關天分以及片面傾向等話題。也能讓此年齡的孩子閱讀那些同樣異於他人的人物傳記，這可以（但不必）是關於自閉症者的自傳。

*我何時談到爸爸或媽媽也有同樣的片面傾向？*

當孩子從青春期年紀開始具體地問您此問題時才去談論。

請注意您回答的目的是讓這個青少年更能瞭解自己，而不是讓他更加瞭解您。這些孩子不需要瞭解他們的父母，這不是他們的任務！

*我如何宣佈某事並以最佳的方式提出要求？*

當我突然提出要求，而孩子的每日計劃已結束、再也塞不下任何東西時，我不必對孩子抵抗不願配合的反應感到驚訝。「馬上」是行不通的。

面對學齡兒童，人們應該與孩子共同安排每週計劃，其中應包含一週的所有活動。請您與孩子共同考慮：何時能練習樂器、能做功課、整裡房間以及修剪草皮？何時是遊戲、寫字或繪畫的時間？所有活動都會被寫進計劃之中，連時間也一起記下！您也可以幫每個個別活動畫上一個小符號。也請您共同考慮：您的孩子已能單獨做什麼？哪些事他會需要哪些幫助，誰的幫助？假如某事未能按照計劃進行會發生何事？

二星期後請您重新檢視這個計劃並考慮哪部分進展良好，為什麼？哪部分未能順利達成？還需做哪些事來使其進行得更順利？此工作會獲得回報，因為比起自主行動，您的孩子其實更能「依循計劃」而生活，固定的流程會給他安全感與平靜。此外不單單是身為父母的您，就連計劃本身也在提供著各種指標方針。

有時也可以在前一晚預先對次日作計劃，根據天氣來放好適合的衣物並關上衣櫥。我們能夠在晚上回顧這天的感受，並共同從中學習來面對次日。

規律的週一到週五對學齡前兒童很有幫助，假如孩子知道只需要在星期三吃小米（Hirse），這是可以忍受的。

假如您的孩子要班級出遊或是旅行，那請您盡可能事先讓孩子清楚來龍去脈。您們可以觀看該地點、房子、房間的照片，您可以解釋孩子會跟誰睡這個房間以及會有什麼食物，在什麼時間用餐。

假如我對孩子的某項要求是無法事先計劃的，那我會直接提出它，也不對孩子的頂撞感到不悅，而以尊嚴的態度承受孩子的憤怒，並且在背後引領著孩子專注地邁向必要的行動。我的內在態度為：「我們必定能一起辦到的！」

一位學齡前兒童的母親說道：

假如我們要去看外婆或吃冰淇淋，但後來外婆生病或因為下雨使吃冰計劃泡湯而無法滿足孩子的期待時，不再作任何宣佈也是相當合理的。每當有令人開心的小計劃我都會說出來，並同時開始進行，我們都很快樂！

*我如何面對批評與讚美？*

這些孩子在3歲時就已經有太多的自我意識，他們就像墮落後的亞當與夏娃而感到羞愧，不喜歡更多的「光線」落在他們身上。

孩子們往往僅感覺到自己身體內部的不舒服而無法再忍受批評所引起的心魂不適。請秉持同理心去設想身體的不適：您中午已經很累了，肚子很餓又感覺到自己正要開始感冒，然後有人過來說您犯了個錯誤，您在此狀況下會作何反應？

有自閉症狀的人乃完美主義者，對自己所完成的事物永不滿意。當他們受到批評時，自我批評加上外來批評會造成過度的批評。

當他們受到讚美時，他們不相信別人真的覺得有這麼棒，接著就會受到刺激，因為他們對自己永不滿意。

請您不要讚美也不要責備，因為讚美無法真正傳達到您的孩子身上，相反地您會使其感受更加混亂。請您將興趣放在這些感受的形成過程上，如此一來您將會建立聯繫並能夠稍微緩和苛刻的評價。

讚美只能短暫強化自尊心，您的孩子必須學習自我讚美，親自去感受自己做得很好。您可透過反問來達成這點：你在演戲時感覺如何？你喜歡你的圖畫嗎？您當然可以從自己的角度來對孩子傳達您如何喜歡他的作品，或是形容您所看到的東西。透過此法您會強化孩子，讓他以更好的眼光來看待自己、感受哪個部分進展順利，並學會不去依賴他人的讚美。

這裡同樣請您再按照「練習社交能力」一段中所描述的程序進行。

*我們如何能強化這些人弱小的自信心？*

要形成穩定的自信須透過安定、舒適的存有感以及在世界上受人歡迎的感受，並瞭解我周圍所發生的事，還要能對我的生活環境有積極的影響。

績效與成就能夠短暫提升我的自信，但當我想要維持成就時，漸漸地就會形成壓力，因為我必須不斷進步。長期的壓力會削弱我的舒適感以及我的生命力量，我穩定的自信心也會跟著減弱，我試圖做得更多，獲得成功，在短暫的安心後便又朝著過勞和疾病的方向邁進一步。

請您努力發展穩定的自信心！這雖然不是快速成功之道，但卻值得。前面幾段已經闡述過所有情況：

- 我如何面對批評與讚美？
- 我如何宣佈某事並以最佳的方式提出要求？
- 我如何提供參與？
- 如何能進行一種有時間順序且有意義的行為？

## 我如何練習社交能力、對自身以及他人情感的感知行為？

### *如何能形成專注力與練習的心理準備？*

請想像您對光線相當敏銳，會「掃描」環境與人的每個小細節，凡事都逃不過您的法眼。

您聽得出某人是否以正確的音調唱歌，即使他只低了四分之一音，您的耳朵也覺得不舒服，當他的聲音過高、講話沙啞或嗡嗡作響時，您都覺得自己受傷了。您的聽力太棒並且對聲響相當敏銳。

您聞到所有東西的氣味至少都有十倍之強度。

請您秉持同理心讓這種狀態迴盪於您體內！然後想想這個人會需要什麼樣的空間？

寂靜無聲、毫無視覺刺激與刺眼的顏色、通風良好。您必須看起來、聞起來與「聽起來」怎樣才不會折磨這個人？請您穿戴漂亮但不刺眼！您面對的往往是位審美家。

假如您會流汗，請一天洗多次澡，並使用除臭劑，如有必要，請每天中午更換您的上衣並噴一點味道細緻、較不刺激的香水。

請讓您自己聽起來順耳，訓練您的聲音並注意保持一致、友善的語氣。當遇到嚴肅的事情時，請您講話慢一些、輕一些。

您被要求拿出自己最好的一面，請您接受這項請求。您最能透過改變自己來鼓勵他人敢於求變。

由於他們的視覺感知能力極為出眾，請您注意書桌與工作室有經過整理，讓您的孩子不會受周遭物體的影響而分心。

練習的心理準備也是要透過「建立舒適感」與「有意義活動」等段落中所敘述的要點才能形成。

許多自閉症譜系患者會因為在學校某部分獲得極優異的成績，但下一次卻無法解開相同的問題而引人注意。經仔細詢問後會發現這其實是因為缺乏舒適感之故，導致成績不若先前理想。

*我們如何面對特殊興趣與特殊天賦？*

迪特馬爾．澤爾納爾（Dietmar Zöllner）等人回顧性地強調不要只放任孩子們從事其特殊興趣，這是相當重要的，人們應該要清楚地限制特殊興趣的時間，以及必須承受孩子初期的不悅來陪其進行其他的活動。每天一到二小時的特殊興趣似已足夠，或甚至已經太多了。

自閉症譜系患者常也擁有特殊天賦：他們能擔任驗光師或牙醫的精確工作，能夠修裡所有東西，或是相當地有音樂性，或甚至擁有絕對音感。他們能不費吹灰之力學會外語，擁有素描、攝影與建築天賦，更是「體育高手」或是電腦專家。他們之後靠著這些能力維生，偶而也會因此出名，因此您在他們還小的時候就應該面對此情形。

重點是要以一種遊戲性、有意義的方法，而盡可能減少透過智力並以保持距離的方式來面對其天賦。不要根據分數玩遊戲，而是要模仿老師來進行遊戲，並加入簡短的音樂性對話，素描與拍照來送給心愛的人，修理或製造我自己或其他人以後真正會使用的東西，布置真實的房間而不只是製作模型而已。

當您藉助阿弗特爾的方法來做有意義的事情，同時始終沒讓自己閒下來，您便能在人生道路上帶給孩子某些可供他日後回憶的東西：「當我用頭腦工作了很久的時候，媽媽就會陪我烤蛋糕。」接著他們之後會獨自烤蛋糕，因為他們知道這會帶給自己快樂！請您保護孩子讓他即使長大成人時也不浪費心力在其片面傾向上，教導孩子在其後續人生中追尋頭部工作與身體工作之間的平衡，如此一來才能維持健康。在逃避日常社交要求的行為中以網路與電腦遊戲特別危險。在電腦世界中我掌控著一切，不順我意的東西就把他點掉。我可以隔著極遠的距離與人聊天，我也越來越從伴隨成功與失敗的真實工作以及充滿各式難題的真實聯繫中抽離出來，並躲進一個由我掌控一切的虛擬世界中；接著我常會不自覺而沒日沒夜地待在電腦前。近期的研究指出電腦發出的光線會喚醒特定的大腦區塊，雖不包括所有人，但確實會造成許多人的睡眠障礙。

電腦上癮以及睡眠障礙是許多精神疾病的嚴重起點。所以請您讓青少年為他們的學校或父母的公司有意義地開發程式，但請限制電腦使用時間！針對此主題請參照曼菲德．施碧策爾著「小心螢幕」（Vorsicht Bildschirm）與尼可拉斯．卡爾（Nicholas Carr）著「網路對你的大腦造成什麼影響？」（What Internet is doing to your Brain）。

# 改變 — 我如何規劃新局面？

這絕對是對您創造力的一大挑戰！這邊提供幾個有創意的母親的例子：

- 孩子3歲時進幼兒園，母親跟孩子已經在假期中到過園內並照顧過兔子，所以孩子已經習慣了新的地點，當幼兒園開學時就不至於一切都是全新的事物。
- 即將搬家到另一個城市時，母親尷尬地注意到女兒對此事完全一無所知。她畫了一本有活動式圖片的書，書中有個男孩要搬家：收拾行李、搭上巨大的搬家貨車、打開行李、在新房間裡玩、重新在花園中栽種植物、鄰居的女孩來找他玩、還有一間很棒的新幼兒園 … 一切都會很美好。延續著這本書，她繼續畫她的女兒安娜搬家的過程，加上詳盡的細節，安娜當場便仔細地弄清楚所有事情。一切都進展得相當順利。
- 兒子將在暑假後升上二年級。他現在已經開始害怕游泳課，說什麼也不願意上二年級。他的父母每週都到同一間室內泳池陪他練習游泳。
- 下個假期快到了，這次度假的地方與之前不同。父母陪著孩子觀看度假的房子與周遭環境的照片，他們一起讀關於該地區的介紹，然後至少為前面幾天訂下固定的計劃，決定一天的行程。

- 幼小的兒子還不會到馬桶上大便，需要穿尿布。母親開始協助孩子的生命覺更成熟，那麼母親自身也會明顯感覺更安適而更能入睡。母親親切並堅定地陪孩子去上廁所，然後在外公外婆家練習，接著是在母親的朋友家練習，如此一來，孩子就越來越不會影響到整個幼兒園早上的行程，孩子一定能夠辦得到。

您在這些母親身上感到哪些共同的內在態度？

她們都認真看待孩子在面對改變時產生的恐懼並且為他們建立一座橋梁，但她們不會讓「害怕改變」這件事影響到家庭事務。假如因擔心孩子的恐懼發作而導致他害怕改變進而影響到家庭生活的話，會有不利於健康的後果。

人們必須明白，感知「正向感受」需要很長的時間才能達到，而等到「正向感受」變成一種可靠的「保護墊」來提供依靠則需要更久的時間。唯有感受能有所幫助，而思維並幫不上忙！可靠的感受會在反覆的正向經驗上發展。

# 親愛的媽媽，這並非妳們的錯！

*身為母親，我如何面對我「全都做錯了」的感受？*

您是否曾感受過您的孩子不太對勁？您的親戚、朋友甚至常常連醫生也告誡您？但您感覺到您是對的！請您將這種可以信任自身感受的確定感凝聚於心中，當內心充滿溫暖時，將它貫注到您的雙手、雙腳與頭部中。請您每天進行此動作連續一週的時間，您的心魂將會洋溢著此感受。

您毫無支持，每個人都怪罪您。但孩子的缺陷並非是您的錯！假如您知道辦法的話也會很樂意讓孩子脫離自閉兒童典型的共生關係。

您已經直覺地為孩子做了哪些有益的事情？請將想到的全寫下來，並加強那些您已經在做的事情。至於那些無益之事，請終止之。

在理解增長了之後，您想嘗試哪些新東西？請全部記下來，並標記那些您覺得最重要的部分。

*假如您發現作為母親、父親或照護人的自己也具有同樣的片面傾向，這代表什麼意義？*

您更能瞭解他人，能站在別人的立場著想。

對有著片面傾向的您而言，必須興致盎然地揉捏黏呼呼的發酵麵糰、在蟲子的陪伴下整理花園以及鎮定地忍受家有幼兒那種鬧哄哄的混亂，肯定都是更加地困難。您在此面臨一項抉擇：您要利用機會不斷地克服一切反感與所有不愉快，並與孩子們共同成長，還是要找能替您做上述事情的褓姆或管家。

孩子即使只有輕度自閉傾向，在托兒所中也往往會全然不知所措，他們害怕其他小孩！請您最好找會照顧不同年齡孩子的褓姆。

*將我的孩子託付給他人*

當我不再因孩子的片面傾向而怪罪自己的時候，其他人也無法再怪罪我。接著我就能讓我的孩子「曝露」在與店員、公車司機與路上行人的正常接觸下，提供他真實的日常生活體驗。

在幼兒園與學校中我也能體諒教育者的難處，但我知道他們必須完成我也曾辦到過的事情：努力贏得與孩子之間的正向相處方式。假如他們辦不到，問題就完全不在我身上了。

*我如何為我的孩子設立一種心照不宣的行為準則？*

最後同樣重要的是最關鍵的結尾。魯道夫・施泰納在GA 317的治療教育學課程第二講中描述了「教育學法則」。

他談到相較於對孩子的直接教養行為，我們自身人格的發展在教育中其實更加重要且有效。假如我們發展自身的靈性，我們會變得更加真切，心魂也較少拉扯現象，還能照顧到自己的生命力量，這都會促進我們身邊的人的發展。

當我越來越能在大部份日常情況中設立一種寬宏但界線明確的準則時，這其實是我自身發展工作所展現的晚期成果。這與下列條件有著密切的關係：

- 我在我的皮膚中感到舒適，喜愛自己並進而能維持靈性、心魂與身體活在當下，
- 我能感受到自己的心理狀態且會認真看待自己，
- 我從不覺得孩子的行為是針對我個人的，我能將之視為其發展困難的表現來認真對待，
- 我能意識到孩子會因為我的歷史往事而對我產生何種感受，
- 我能放下某些災難往事，同時學會真心且親切地取笑以及安慰我自己。

接著我就能透過我的內在態度來設立一個明確的「模板」（Template），並促使我周邊的人遵循此寬大的準則。所有人都會無意識地感受到這個準則，在我的面前，特定的行為模式是允許或禁止的。我們這樣做能帶給兒童與青少年偌大的安全感，他們會覺得自己受到支持與扶助。

# 自閉症乃「深度發展失調」——種源自心理動機的秩序追求（安涅特· 韋爾蘭德，Annette Willand）

*背景介紹*

我從2005年開始與Bernard Lievegoed研究所針對自閉症主題進行意見交流，這十年來，我作為心理學家對自閉症譜系障礙的專業知識，因透過人智學認知以及Bernard Lievegoed研究所同事們的寶貴經驗與知識而不斷受到啟發，更有長足的進步。與此同時，下列疑問始終困擾著我：

1. 如何根據心理學觀點來為令人困惑又多樣化的自閉症表現形態，以及（關於自閉症可能原因的）五花八門的研究結果整理出一套秩序？我們需秉持何種視角才能使一切合理化？

2. （前面所發展出來的）生命覺與思想覺失調概念如何與心理學觀點結合？而基於這項結合有可能產生出一套既能解釋不同原因、也能說明不同症狀的秩序嗎？

3. 以這種人智學的心理學秩序為背景，我們的治療目的還能更加明確與有效嗎？

下列的闡述嘗試去探究這些問題，本章節會再次探討在前幾章中提過的主題與重點，例如自閉症者的特點、研究結果或有益的治療手段等等，並根據我的主題背景來對它們進行分類。

*心理學家如何定義自閉症譜系障礙？*

若以心理學的角度來看自閉症，首先必須要知道「自閉症」概念在心理學中確切代表著什麼。

「自閉症」意謂特定的行為模式，這是由雷歐．康納爾（Leo Kanner）以及漢斯．亞斯柏格（Hans Asperger）二人首度在兒童身上所所觀察到的，但二人的觀察之間存在著些微的差異。此行為模式呈現出溝通以及與他人互動障礙的特徵，或是缺乏與他人建立關係的能力；這些是在本書前半段已描述過的各種障礙，例如有關合理且有目的性地使用語言，能「閱讀」他人的表情手勢，能自行透過手勢、表情與聲音來貼切地進行表達，能與他人進行節奏性的雙向對話，能接納他人的觀點等等。所以心理學所稱「自閉症」的核心症狀乃是溝通、互動與建立關聯性上的障礙。

一般來說這些醒目之處會結合固定且重複性（不斷反覆出現）的行為模式。

然而臨床心理學家不斷面對著一項事實：自閉症核心症狀會披著個體差異性極大的「外衣」，以不同的強度並且結合因人而異的伴發症狀出現。換句話說：自閉症患者們相當地不一樣！當缺乏了自閉症的真正典型特徵（此處指的是固定行為模式）時，診斷手冊在不得已的情況下只能將例如非典型自閉症定義為單獨的形態，至於亞斯柏格症候群是否是有別於幼兒自閉症的另一種病症，或僅是一種較輕微形態的自閉症，專家們的意見並不一致。而今天該症候群又再次不被認為是一種類別，單純因為這些症候群實在太過個體化，而如今重新被歸類在「自閉症譜系障礙」的統稱之下。

*基於心理學角度，自閉障礙是如何形成的？*

雖然在心理學上定義了自閉症或是自閉症狀，但要尋找原因的話，人們馬上必須求助於其他的鄰近科學領域，例如醫學或大腦研究。

然而自閉障礙的原因仍無法獲得確定的解釋。普遍所認可的是：自閉症具有生物學基礎。因此如同上述，人們會根據研究結果來討論例如遺傳傾向、污染物質或出生前、出生前後與出生後的壓力因素/創傷，這些都會影響或改變孩子的「生物學」。人們也同意最廣義的自閉症乃是一種「感知失調」，也就是說對自閉症狀而言，感知方式、對外來刺激的處理與整合都是有因果關係的。

如此一來，遺傳與/或環境因素會改變孩子的生物學，進而導致感知與刺激處理障礙，而它們又會造成上述具個人色彩的溝通、互動與建立關聯有障礙的後果。

但假如人們思考目前所發現或討論過的兒童生物學影響因素就會注意到：有令人不可置信之多且不同的原因明顯與此相關，而所有原因都構成一幅具有相同核心的失調圖像！？

例如無酪蛋白飲食能幫助某些酪蛋白不耐症（酪蛋白„Kasein“是存在於牛乳中的特定蛋白質）的自閉兒童並改善他們的自閉症狀，這點相當令人吃驚；然而在其他有著相同不耐性的自閉兒童身上，同樣的飲食卻無幫助。而且並非每個酪蛋白不耐症的孩子都有自閉傾向。

當我們觀察在自閉症研究中所討論的各種「感知失調」，也會遇到同樣令人困惑的情形：孩子們表現出高度個體性的感覺「特徵」；甚至於他們在全然相同的感知形式中會出現彼此完全相左的結果，亦即過度敏感/過度反應或者是感覺遲鈍/反應遲鈍。

而在面對一切有關自閉症譜系的研究結果時，我們從來不曉得它們涉及到的究竟是原因或是後果，這件事實又讓數據資料更顯混亂。例如當人們發現自閉症患者其大腦區塊之間的網絡化程度較低時，或是他們的頂葉發育程度較差時，這到底是自閉症礙障所造成的後果或者我們在這裡發現了一個自閉症的原因？

*作為秩序因素的生命覺*

現在人們確定自閉症的形成是由多重因素所導致，這是肯定的，但所有相關因素之間是否具有共同的「原因」呢？

讓我們回到至少被認為應該為自閉現象負連帶責任的「感知失調」上：為何截至目前為止人們還找不到「自閉」模式，以及在所有的差異之中發現共同點？假如我們檢視自閉症研究中所描述的各種感知失調，便會找到有關觸覺、自我運動覺（本體感覺）、平衡覺、視覺、聽覺、嗅覺與味覺等感官之調節、處理與合作的各種障礙。但生命覺（活力覺）並未受到治療，連帶使感官失調現象也未被深入理解。

與此同時，就像我們在本書前半段所見的，生命覺失調能夠解釋自閉症障礙的根本層面以及其關聯性：從孩子改變的「生物學」（新陳代謝），經由不同感覺形式中的醒目之處（感知失調），再到典型的溝通、互動以及與他人建立關聯之障礙，還有固定之行為模式（過程/思想覺）。

（關於「新陳代謝」與「感知失調」請參照後續由蕾娜塔・威斯普勒爾所撰寫之文章）。

生命覺失調同時也已經能解釋部分出現在症狀以及醫學生理學治療手段功效上的差異性：

- 如我們在本書第一部分所見，生命覺失調可能有不同的原因。

- 生命覺失調與自律神經系統的片面性有關，意思是說若非存在著交感神經過度活躍或副交感神經過度活躍之現象，就是生命體會持續在二個極端之間往返交替。視不同極端而定 一即，交感神經或副交感神經過度活躍 一 我們會發現呈現部分差異的症狀。
- 生命覺失調常會伴隨實際的食物不耐症或其他新陳代謝問題而生，但它們彼此間差異極大，因此需要配合為個人量身打造的飲食、礦物質補充計劃等等。

*作為其他秩序因素的發展觀點*

若想理解自閉症現象，我們必須基於發展的角度來檢視之。在典型情形下（且非毫無理由地），自閉症譜系障礙在心理學診斷中也會被歸類到「深度發展失調」之下。

若我們想說明大腦的網絡化不足或差異性究竟是自閉症障礙的原因抑或結果，首先必須自問這種網絡化在一個健康的兒童身上是如何形成或發生的：這是與生俱來的嗎？是漸漸發展而成的嗎？它在何時以及透過何種方式來發展？

我們同樣必須問自己：諸如感覺調節與整合、心智理論、對社交信號的理解能力等等，何時、如何以及為何發展？

因此我們必須將眼光集中在如何實現健全發展上，而患有今日常見之自閉跡象的兒童，其發展又在何處出現了健康發展的偏差，程度多大？換句話說：唯有當我們瞭解健全發展的何時、如何與為何之後，才能辨別自閉症現象究竟為原因或症狀，或甚至二者皆是。

我們已經從生命覺與思想覺知道孩子們並非帶著發育完成的感官來到這個世界上，感官必須在出生前幾個月與前幾年、甚至要花一輩子的時間來發展。取決於個別自閉症狀的類型與強度，我們可以將其歸類為生命覺的特定發展階段或特定的生命過程。這樣一來我們就能更加瞭解它們，也能採取相對更明確的治療行為。

同理也適用上述自我責任感的發展，這也需要許多年使用彼此不同卻又相互支持的發展步驟方能完成。

孩子們是否帶著已完成網絡化的大腦來到這個世界上？不，當然不會！大腦需要時間來網絡化，特別是在出生後的頭三年。

不過發展是如何產生的？經過數十年針對遺傳與環境的激烈爭執後，專家們目前大致同意兒童發展會在成熟與經驗的互動合作中進行。經驗會誘發基因主導的成熟過程，而基因主導的成熟過程又使經驗得以形成。我們從最初就面對著一種在出生之前即已開始的雙向互動。

所以感官需要感官感知來成熟，而這種成熟又能實現感知

（即，經驗），若憑著不成熟的感官是無法達成這些感知過程的。

大腦的網絡化同樣發生在成熟與經驗的相互作用中。所以面對自閉症障礙時我們必須假設特定的成熟與經驗過程並未發生，或發生的程度不足，這尤其會造成大腦網絡化的不足或差異性。這點本身又可能是特定自閉現象的原因，例如難以建構有意義且富含情感的概念。

那麼哪些經驗可能無法在自閉症障礙下形成呢？可想而知，人們應觀察關係、互動與溝通的發展狀態。畢竟一方面在自閉兒童的身上會出現失調現象的正是這些領域，而另一方面我們知道關係與依附對兒童發展有多麼重要。

*關係的重要性與發展*

缺乏投入了情感的關係、沒有人際互動就沒有兒童發展。

此事實已經受到多方證實：在孤兒院受到良好照顧但並未獲得人情關注的兒童，其所有發展領域都會呈現落後；人們或許可以猜到，不只是在情緒與社交上，就連在認知、運動甚至是在身體發展上，他們都是落後的。在極端案例中的孩子甚至不再成長或是會死亡。

這意味著關係與依附對於幼童的一切存有與發展領域都相當地重要。我們目前從依附關係研究以及神經生物學得知越來越多的細節，去瞭解兒童與其首位關係者的互動是如何發揮橫跨所有這些領域而深入兒童心理層面的作用，而這是一項魯道夫・施泰納早已提點過的事實。

因此讓我們來觀察孩子一般會如何在與其關係人的互動中發展，以及在之後被確診為自閉兒童後會與前者有何種程度和什麼樣的差異。

關於這點，史丹利・格林斯潘（Stanley Greenspan）醫學博士（1941-2010），他是美國華盛頓特區精神病學與小兒科教授，他進行了一門基礎研究來比較並描述健康兒童與自閉兒童的發展。他將觀察焦點放在互動與溝通的發展上，更精確地說，即母子關係中越來越細微與高度發展的情緒信號交流。他可透過此焦點來描述「功能性的情感發展里程碑」（funktionell-emotionaler Entwicklungsmeilenstein）這種概念的統稱，它們個別整合了感覺、運動、情緒、感知與社交發展等層面，而同時每個里程碑都各自構成其後續者的基礎。即使首個里程碑也不是與生俱來的，而是必須透過情緒互動才能習得。

格林斯潘描述了直到青年與成年期的里程碑。此處列舉前幾階段為例：

**1.自我調節、注意力與興趣（0-3個月起）**

一個嬰兒必須掌握的最初任務，是要調節其情緒與生理狀態；亦即須不停地安撫自己。

嬰兒還無法獨自勝任此任務，他需要一個投入了情感與熱心的關係人，這個人能敏銳地感知嬰兒的信號，並同樣敏銳地對這些信號作出反應。

如此一來嬰兒絕大部分的時候就能維持在其所謂的壓力耐受範圍（Stresstoleranzbereich）內，意思是說他既不會出現交感神經的壓力反應，也不會產生副交感神經的逆反應。嬰兒始終圍繞著中心點擺盪，他在該處 — 如此地平靜 — 能夠重新感到舒適。

透過無數配合著自己的敏銳反應，孩子能在第一年中發展出對關係人的可靠依附關係，他信任這些人，並從中感到安全、保護與安慰。孩子年紀越大，就越能將關係人敏銳且具有安撫作用的行為舉止內化，所以他也越來越有辦法安撫自己。受調節狀態乃是嬰兒能注意其周遭並對其感興趣的前提。

能展現興趣的能量以及對彼此投入注意力的能力會在出生後前三個月開始出現，並會持續不斷地發展。嬰兒的興趣會因關係人的正面情緒信號而被喚醒。

例子：母親關愛地與嬰兒說話，嬰兒會有意地將頭轉向她的方向來觀看。

透過感覺感知與情感/情緒以及與特定活動模式的結合，便會形成最初的模式。

相同的例子：母親關愛地與嬰兒說話（感知活動），嬰兒會感受到令人愉悅的刺激（情感/情緒）並有意地將頭轉向她的方向觀看（運動活動）。

這個模式的形成（感知－情感－行動）對其他各項發展都相當重要，它將在幾年的時間內日益複雜，然後透過以物質特徵以及伴隨而生的各種情緒來對感知結果進行「編碼」的方式，它在一定程度上就形成了我們的回憶與想像世界的架構。

例如孩子會透過此方法建構出一種對蘋果的多模式概念，這直到18個月大左右時還會與自動行為保持緊密結合：

蘋果

物質特徵：紅/黃、多汁、酸、脆

情感/情緒：食慾/慾望、爽快/振奮、喜悅、享受、或許也包括受照料/安全感/信任（媽媽幫我削皮與切蘋果）

行為/運動活動：伸出手臂去抓取

### 2.相互充滿喜悅的關聯性（3-4個月起）

此處指的是共同的情緒涉入能力。這在嬰兒身上會透過觀看、微笑與喜悅地大笑、同步的雙臂雙腿活動與其他手勢表現出來，上述現象會傳遞出一種喜悅與情不自禁涉入的情感。當關係發展得越廣闊與深入時，孩子會呈現出一種增長的安全感與幸福感，以及對照護者的興趣與好奇心。

例子：嬰兒躺在被子上，爸爸躬身看著。嬰兒將其視線轉向爸爸。爸爸微笑。嬰兒微笑回去，同時擺動他的雙臂與雙腿。爸爸點頭並鼓舞地說：「好！」嬰兒一動不動地看著，然後發出一陣低沉咕噥聲。爸爸微笑，同樣也發出咕噥聲，孩子則同步舞動著他的四肢等等。

隨著年紀增長與持續的發展，將會有越來越廣的情感範圍成為這個共同情感涉入過程的一部分。

### 3.互動意向性與相互性（4-8個月起）

這是種能以有意且相互的方式去整合的能力，一邊能發出信號、一邊能對他人的信號作出反應。這種因（例如嬰兒微笑）果（例如媽媽微笑回去）行為的交流包括了感覺運動模式（例如伸出雙臂，以讓人抱起）與情緒傾向（例如喜歡將手指伸進媽媽的嘴裡）。

孩子會開始締結溝通圈。

例如他看著一顆球（= 開啟一個溝通圈），媽媽舉起那顆球，帶著微笑把球給孩子：「現在你有球了！」，孩子透過微笑與發出聲音的方式來締結溝通圈。

溝通圈的連續締結數目會隨著發育而增加，從最初8-10個月的三到四、12-16個月的十到十五，到了3至4歲時應該要有五十個以上的溝通圈。

隨著這個階段的開始，嬰兒尤其也會學習透過與母親的互動來更理想地調節自己，如此一來他就可以透過彼此互動的方式來針對自己的需求進行「協商」。

4.符號情感性的溝通（18個月起）

這點關係到能運用針對情感性的主題之溝通、爭執與意見的抽象想像的能力，如同呈現於語言及遊戲中者。

例子1：一個幼兒用奶瓶「餵」一個嬰兒娃娃，然後把娃娃放到床上。

例子2：一個快3歲的小孩以言語表達他的感受，他說：「我喜歡你」或「我揍你！」

此符號化的能力會透過在一連串越來越長（並能解決問題）的溝通圈中持續進行的情感信號交流過程而形成。

**關於能解決問題的情感性的互動例子：孩子在水果碗內看到一顆蘋果。他看向母親，朝著水果碗的方向伸出手臂，並發出「啊，啊」的聲音。母親疑惑地看向孩子，然後看向水果碗，接著再次看往孩子，從水果碗中拿出一根香蕉。「你想吃香蕉嗎？」，孩子看了看，皺起額頭並重覆之前的動作。媽媽拿起一顆奇異果：「你想要奇異果？」，現在孩子盯著媽媽，朝她伸出小小的雙臂，媽媽把他抱在手臂上，來到水果碗前。孩子現在去抓取想要的蘋果。「啊，你想要蘋果！」，孩子想張口咬下。然**

而：「喔，等等，這還要先洗過喔！」，母親將孩子放在地板上，然後去洗蘋果。孩子大哭並伸臂要蘋果。母親用關愛的聲音說：「啊，小寶貝，就快好了。喔，你等不及了對不對？你很想吃好吃的蘋果…」，孩子會稍微冷靜些並盯著清洗過程看，直到他過一陣子又開始抱怨為止等等。

透過這樣持續不斷的情感信號交流 — 這經過了對照研究的證實 — 「感知」就會從行為分離出來。現在可說是孩子擁有一幅從行為中解放出來的圖像，這在之後會受到越來越細微的情感承載，然後能被用於思考上。

而言語至此也能被歸類為獨立、有意義（即與情緒結合）的圖像，或是說孩子如今能夠將其內在的想像圖像、情感或主題透過語言或遊戲來向外符號化。

5.符號性的表達世界（30個月起）

這裡談論的是孩子以手勢、語言和遊戲來表達超越原始需求（如飢餓或開心）與情緒等的意見與主題的能力。關於複雜的意圖、願望與情感，有可能要一次表達二個以上的情緒主題，例如依賴性、親密度、探查、分離或驕傲等主題。

例子1：孩子用一個小孩玩偶和一個媽媽玩偶在玩遊戲：小孩說「媽媽再見！」然後離開。媽媽喊：「路上小心！」，「好的，媽媽！」小孩進到陰暗的森林中…

此時的主題之間還不必有邏輯地彼此結合或相關。所以可能有二台卡車相撞，然後它們載了木頭要來蓋一棟房子。

6.情感性的思考、邏輯與現實感（36個月起）

孩子現在有辦法處理角色扮演遊戲或其他類型的符號化溝通中的複雜意圖、願望或情感，它們包含二個以上彼此根據邏輯而結合的想法。孩子能毫不費力地分辨幻想與現實，或是在二者間來回切換；現在在符號性的層面上，亦即在角色扮演遊戲或真實的語言會話中，孩子也有能力締結溝通圈。

在後續過程中會有越來越多的想法與主題，它們會有邏輯地彼此結合。對因果關係、時間與空間的感知開始覺醒（包括在遊戲中），所締結的符號性溝通圈數量不斷地提升，尤其是在角色扮演中表達出來的情感性主題、意圖與需求也會持續細分，與其他孩子之間的遊戲和互動也越來越重要。

在定義過這些（與其他的）里程碑之後，格林斯潘與他的團隊得以確定自閉症兒童無法或只能掌握部分的內容。而視孩子無法或只能部分掌握哪些里程碑而定，自閉症狀會有較強或較弱程度之分，也就是會有所差異。這意味著我們在此確實能將自閉症當作發展現象來觀察。

例子：

1. 無法充分地對新生兒進行調節。嬰兒常常哭喊，睡得很少，喝奶與睡眠並不規律。孩子呈現出高度的交感神經基礎刺激，亦即光是枝微末節的小事就能將其置於巨大的壓力之中。他對噪音、視覺刺激、也可能對觸覺印象敏感。

2. 新生兒無法順利結合感知、情緒與行為。所以他既無法有意義地建構他的感知，也無法協調其行為。對他而言，自我體驗與世界之間始終是毫無瓜葛的片段。

3. 嬰兒無法進入到第三階段的彼此互動之中，所造成的後果是，他沒辦法表達自己和參與對話，也無法理解表情、手勢與語言等所有社交信號的作用與意義。

4. 幼兒無法締結三個以上的情感互動溝通圈，也就是說他並未真正掌握第三階段，進而產生下列結果：難以形成符號與想像。他難以投入扮演遊戲，一塊藍墊子無法是水。「為什麼，那根本就沒濕！」他的詞彙可能很大，但言語缺少意義與符號的內容。

*生命覺失調/感知活動的互動與情感性的互動*

不過為什麼日後被確診為自閉症的兒童會無法或只能部分掌握官能情感性里程碑呢？

這裡我們要回到「感知障礙」的部分，即生命覺失調以及經常隨之而生的感官特殊性，這可能會造成孩子或關係人難以交流情感信號與建立關係。但此時關鍵的並不只是孩子的感官特徵，還要看擁有特殊感官條件的嬰兒碰到何種母親（父親）而定，互動與關係的建立還是有可能成功或是不夠充分，或甚至在極端案例中會徹底失敗。譬如當嬰兒屬於缺乏興趣並自我滿足的個性，而母親在建立聯繫的過程中又傾向緩慢、安靜以及小心謹慎時，互動也可能因為孩子毫無反應而失敗。在多次以失敗告終的嘗試之後，母親可能會失望地放棄努力。在過度反應和不安的孩子身上也是一樣：假如是剛剛形容的緩慢、安靜、小心翼翼的母親對這個嬰兒就會如同香脂一般；然而一位聲音宏亮、擁有活潑手勢與表情，並喜歡「熱情擁抱」的母親對這個嬰兒來說就可能是感官上的過度負荷，孩子可能會翻轉、將身體撐開與哭叫。

但如同前面的敘述，孩子與其首批關係者之間的關係或成功的情感互動，都會對孩子的所有發展領域產生深刻的影響。這會激發生理、感官、情感與感知的成熟及發展過程，而這些過程則又分別使持續發展的更高階情緒互動得以產生。

我們該如何想像這點呢？如同我們所看到的，嬰兒在理想情況下，絕大多數會因為經過情感調適的信號與敏銳的反應而相對迅速地冷靜下來，如此一來介於其交感與副交感神經刺激之間的壓力系統便能均衡地發展。

此外持續受到敏銳調適的情感互動可以產生一種穩定的依附關係，這能減少壓力並隨著幼兒長大而提升自我安撫能力。

因此，成功的情感互動會對生命覺發展產生直接影響，在此背景下也會影響其他各項感官的發展。除此之外，與關係人的情感互動能賦予幼兒感官感知真正的「意義」與重要性，它們會幫助嬰兒或幼童處理與建構感官感知，所以情感信號的交流對兒童感官系統具有一種調節與整合的作用。

但此時出現了一種惡性循環：存在於生命覺與感官特質中的片面性會妨礙情感信號的交流；而缺乏情感互動又再度對生命覺與整體感官活動產生負面影響。

出於這種條件局勢，孩子無法或僅能不充分地掌握情感機能的構成要素，或是出現無法發展更高階的情感互動形態、或是發展不足的情況。此事實再度解釋了出現在自閉症譜系內不同的溝通與互動障礙。

史丹利．格林斯潘不只透過對健康兒童或自閉兒童發展過程的觀察，更透過他（記錄在為數眾多的個人研究中）對自閉兒童所取得的治療成功，以令人印象深刻的方式證實了這些關聯性。其名為Floortime™（「地板遊戲時間」）或被稱為DIR®-Model（Developmental Individual Differences Relation based Model）的著名途徑教導父母用符合孩子感官特徵的方式來建立聯繫，並每天花幾小時陪其遊戲與互動，以漸漸地克服那些未能或尚未完全掌握的功能性情感里程碑。而工作總是從孩子已經得心應手的里程碑開始，接著才去處理孩子仍呈現出弱點的里程碑。因為格林斯潘認為某一里程碑係基於另一個里程碑發展而出的，當舊里程碑之內涵與複雜性受到掌握後，新里程碑才會開始發展。

來自BLI母子治療的一個例子：3歲半的馬克斯在治療時間中與他的母親玩。他們共同蓋了鐵路，馬克斯不斷地對母親下指令說鐵軌該怎麼建造，然而他與母親幾乎沒有眼神接觸。只要母親遵循其想像，馬克斯就會對事情很專注並堅持不懈，不過一旦母親做錯一個指令馬克斯就開始生氣與哭泣。二人很少有共同歡笑或共享情感的情況出現，也幾乎沒有彼此互動。馬克斯對噪音與聲響極為敏感，例如會因聽到時鐘的滴答聲和打在窗戶上的雨滴等等而很快地受到刺激。他傾向於追尋觸覺上的強烈刺激，會不斷用力地往母親身上擠。

經過幾小時這樣的遊戲時間後我們可以確定：只要凡事順著他的想像，馬克斯就相當自律，專心而且充滿興趣，不過是針對事物而較不會針對其關係人。然而只要他無法全面掌控局面時，其自律馬上就會受到威脅。

我們首先針對最初的構成要素「自律」、「注意力」與「興趣」工作，母親敏銳地去體會馬克斯的信號與需求，並試著賦予他對情況的掌握力。同時她也試著用稍微安靜的聲音與更多的變化方式來講話，以便更能在馬克斯的聽覺過敏症中接觸到他，此外當她問馬克斯事情時會明確地觸摸他。我們以這種形式進行了許多治療時段，讓馬克斯持續地建造與玩同樣的東西，不過當媽媽與他說話時，馬克斯更常看向她，也更常回應，所以我們能夠確定他對關係人的注意力有所提升。

在先找到正確的對談形式以及使馬克斯能夠在治療中發展安全感後，我們接著透過對第二個構成要素工作來試著建立他與母親的情感關係。

母親為此在遊戲中加入一些遊戲性的小小挑釁動作，比如她並不遞給馬克斯筆直的鐵軌，反而給他一段彎曲的鐵軌，並聲稱它是直的。此時她會微笑等待，並看著馬克斯。馬克斯首先會生氣地糾正他的母親，但當他看著她的眼睛時卻也必須微笑。他們會一起取笑她的「錯誤」！而且同時彼此間還會出現有關筆直與彎曲鐵軌的簡短對話。

這樣的小「誤解」、小「錯誤」等等會越來越常出現，然後從中也形成更多元化的互動，而像喜悅、有時也包括憤怒等感受也會在不讓馬克斯陷入失控狀態的前提下進行交流。

我們就這樣共同在研究所內以及在父母的家中針對情感互動或不同的層面工作了數個月，直到馬克斯掌握了適齡的功能性情感構成要素。

史丹利．格林斯潘認為情感交流在一段關係中具有核心價值，也是所有治療構成要素能否奏效的關鍵。因此所有對孩子的工作，不論是職能治療、意義治療（Logotherapie）、生理治療，或是協助寫家庭作業等等，都應建立在關係與情感互動的基礎上進行，以便能發揮出永續的效力。

*結論*

我們因此可以確定：自閉症會在一種複雜的互動過程中發展，這一方面包括生命覺失調或是特殊的感官特徵，而另一方面則是與主要關係人之間的互動關係障礙。這二項因素「生物學基礎/感官系統/生命覺」以及「關係/情感互動」會在其發展過程中相互誘發。

我認為相當重要而必須再度強調的是，自閉症乃後天發展而成的。它並非與生俱來，而是在核心症狀中 — 即溝通與互動受到妨礙 — 因無法成功發展關係或關係發展不足所產生的結果，而這個結果又再次成為其他發展落後現象的原因。同時，感官失調仍舊是原因，也因而隨時都連帶影響著個人的症狀圖像。

這些觀點提供我們

1. 一個架構，讓我們深入瞭解自閉症障礙的圖像
2. 進行存在著微妙差異之個人診斷的手段
3. 對於至少在兒童年齡還能透過治療發揮關鍵效力的合理希望
4. 在二大原因領域中進行精確干預的基礎

   a）只要我們掌握使生命覺成熟的措施，也可能要參考其

他感官整合與補強生命覺成熟的方法

b）我們將治療行為專注在關係與互動上，而且要去配合孩子的特殊感官特徵以及配合他們有關的功能性情感里程碑方面的發展程度。

# 有幫助的事物 — 娜汀·澤曼的報告書

**友情：**有人相信我，且看到我的潛力，並不斷提醒我會做哪些事情以及正在學會做哪些事情，然後近乎期待地看到我在該處的成長。漸漸地在我自己體內的許多範圍會開始出現這種聲音，就像在最深的底部、極為細小，但當我靜下來便能清楚地認出它來。

不久前，一個重要的朋友對我生氣並訓斥我，要我最好記住自己對她有多重要，並告訴我與其用無法做到的事情來辨識自己，還不如努力做我會的以及屬於我的特質的事情；這件事讓她感到相當不快。因此我現在常常有辦法成長到超越自己的境界，並接納自己。

**對我很重要的某人陪在我身邊**，可靠且安定。即使需要數年我才能看到與感知到這點，但這個人一直陪伴著我，直到我開始有辦法接受與感受為止。這對我產生的確切影響正在形成中，其中一點是開始（即使我重視的那個人不在場）明白我們擁有一種從最初延續下來的連結，而且這會以某種方式在我的內心累積一種讓人安心的安全感。我無法明確說出這何以如此重要，我只能從感受與反應上看出是這麼回事。我知道這與學習融入依附關係有關，也還有多年的路要走，同時我也察覺到這將牽涉到如何實現與他人的交集與關係。

治療中的依附關係工作對內在幸福感至關重要，也有助於更愉快地建立人際關係。這也降低了持續性「困境感」的出現頻率，讓人更有可能去面對該感受。整體來說困境感是種模糊的感受，即感覺所有發生過的事情以及所有那些雖未發生、但被感受到的事情會對生命造成威脅。而後來此感受幾乎完全消失了，當其再次出現時我知道有人陪著我，我不必獨自克服一切；而當我覺得不舒服的時候，我也越來越能表現出來，因為我能承受被人看見與感知。

我需要數年才能感知到他人所提供的依附關係，而我更需要一段很長的時間才能夠融入其中，因為這讓我感到很不習慣。當孤獨一人還是令人如此難以忍受時，我幾乎無法想像這最後可能代表什麼意義：我因而獲得了一段關係，尤其是與懷著真心情感的人。首先是與我的治療師，但同時也與一位很要好的朋友，漸漸地也跟我自己，然後就我所看到的，我也與自己生命中的許多其他人建立起關係。我開始慢慢地去體驗之前常聽說的「人們能夠在自身中擁有自己的基準點」這件事，然後我可以觀察它是如何形成的。雖搖搖晃晃，但始終堅持。而最後也能體驗到一個觀察機制如何在我心中成長，我的治療師數年來固定提供給我的事物開始變得如同一個內在機制，而此機制能連帶檢視我自己的反應或是我在一般情況下難以忍受的時刻。它偶而甚至能夠進行協助性的介入，而且是在我本以為已無轉圜餘地，自己將無助地曝露在自身身體反應下的時候。

常凌駕於一切之上的孤獨感現在也會因此獲得另一種特質。我所體驗到令人驚訝與美妙之處在於，我開始在我喜歡的人或重要的人不在場時依舊知道有他們的存在；即便他們正身在他處，但他們還是「與我同在」。之前我從看不到彼此的那刻起就再也感受不到那個人，即使感受到的也只是對他們的模糊記憶，但內心卻不再肯定地知道。這包括我不記得人的名字，而比較能記得他們從事的活動，像是麵包師、商店老闆娘、數學老師等等。當有新的人來到，人員的更換鮮少困擾我，我反而更在意人們後來看起來不一樣、動作也不一樣所帶來的其他習慣，這在在干擾著我熟悉可靠的貫常程序。今天我可以明確地說，以前的我是傾向以實用的眼光來認識與分辨他人，而不是把他們視作不同的個體。雖有例外，但大致如此。

**此時最重要的是從那時起在我心中增長的大量安全感。**而經常伴著我而且我也能感知得到的幸福感，則越來越傾向稍縱即逝的感受，人變成了具有人性的人，這令人感到相當愉快，因為這樣比較不會產生對他們的恐懼，特別是與朋友及家人間的聯繫品質似乎有顯著的改善。整體而言，這是我的生命中第一次存在著生命品質。

以前，我內在的整體之間並沒有關聯性，對我而言，語言顯得非常遙遠，身體似乎是遙不可及的「地方」；在幾乎僅存反應之處，在甚至無法感知當下的恐懼、也無法感受到身體需求之處；在既無「我」也無「其他人」概念之處；在至目前為止回憶幾乎找不到管道之處；在僅有「無止盡的現在」的地方，沒有開始也沒有結束。

在既存的依附關係中的某一個人，如果可以陪我前往那似乎遙不可及的「地方」再回來，並且我允許他一起進入我的內在，這件事就會改變某些關鍵，例如將平靜、穩定性還有信任或新希望帶入日常生活的事物中，我可以期望我的人生不要非黑即白。但是如果我不面對許多狀況，就注定無法瞭解或必須帶著眾多不同反應來等待事情結束，又或者會偶而失去回憶脈絡，或是必須誠實面對自己。而我隱約感覺到將來會出現意識，或許哪天還會出現選擇，讓自己能夠主動去介入。這種狀態甚至可能高度地整合，使我在日常生活裡不必那麼頻繁地面對那些狀況。但由於這屬於較新的情況，我無法形容得更加仔細。

**即使害怕也要說「好」的決心乃是關鍵。**它與想變「健康」的決心、與所有的結果都有關。我一開始練習說「好」的結果是接下來無法再理解任何語言，但其實在一般情況下我是可以理解那些語言的。也就是在我觀察一切事物的來龍去脈時再也聽不見談話，也找不到語言來表達。

此時會出現不同類型與強度的身體反應，這包括新的、未曾遇過的情況，一直到某些我無法掌握身體的時刻，好比說充分意識到我一動不動地站著，不知道可用我的四肢與活動來實現什麼事。

這份決心是長期下來的關鍵。我本質的核心想從亞斯柏格症中擺脫出來，每天、有時是每小時，我都必須重新下定決心。這就像幅內在圖像，是從對人際關係可能性的觀察裡所產生出來的。這是一幅內在圖像或是一種感受，去感覺到凡事皆有可能以及自己想朝某個目標前進；以前我稱之為變「健康」，在將近十五年後的今天我知道，人們能貼切地以「穩定化」一字來形容，如此一來我才真的有辦法開始真正學習、開始與自己從活潑生動的生命裡所瞭解到的事物建立真正的聯繫。小種子現在終於發芽了，它能發芽是託所有人的福，他們整地、灌溉、等待、又不會對種子與幼芽揠苗助長，這與決心之所以能夠開展是密不可分的。

**以每天五次的節奏在固定時間吃些東西。**早晨的早餐，之後的茶點時間配一點餅乾，然後午餐，接著茶點時間再配些餅乾，接著是晚餐；就這樣每天，每週，一整年地持續下去。大部分時候吃類似的食物，但也用一週以上的時間來挑選許多新食品，並以這種可靠的方式來增加變化度。像是在週一大部分提供米飯或在週六公佈其餘食物，安排一天吃魚並在週日吃得較豐盛些等等，這些都有幫助。

至少在一開始，我可透過用一年的時間，每週安排不同穀物的方式來學習感受時間。每逢週一米飯、週二大麥、週三小米等，經過大約九個月後我就能感受到「時間」，並能透過生命體知道今天是週幾，而不只是抽象地透過思考。

我在前幾年也以類似方式透過生命中極為可靠的活動結構而體驗到相同的現象，每天獨一無二的事物會清楚呈現出差異。而不論是有著許多類似事物或是每天都有其獨特之處，二者都同樣重要。也就是要有能將一天辨別為獨立一日的條件：有烘焙日，有我們所有人去開會的會議日，有較少活動安排的日子，然後有煎餅日，有我空閒的日子，有團體合唱的日子。我接著就會知道，當有人約我週四的活動時，我會問那是不是烘焙日，假如答案是「對」，我就知道還有多久的時間；假如聽到「不是」，我常會繼續問，直到我找到屬於那天的活動為止，然後我就能夠吸收、記住並以某種方式去感受那在何時。即便有著固定的日程，進行零星的改變也是有可能的，我的上司事後告訴我，假如他們提早三天告訴我行程的異動，那事情往往會很順利也沒意外發生。這在今天依然如此，我喜歡提前幾天來一絲不苟地考慮新東西，重要的是要知道往哪邊去、往哪裡坐，也就是說我最好應該/可以停駐在房間的何處，哪些是不可或缺的活動。接著我就知道要克服此情況整體看來是辦得到的。

**自己做飯很有幫助。**這讓我能認識食物，漸漸去感受它們不同的質地並學著去忍受。一樣接著一樣去嗅聞、用雙手與刀子去感受堅實度會以某種方式引發好奇心。我只能嘗試一些些，主要先以生食為主，因為這樣我能夠去調整。透過自己做飯我能可靠地知道自己參雜了什麼，我也同樣知道自己絕對不會參雜什麼。重要的是我不斷把所有食物煮到同樣的熟度，不會太軟也不會太硬。我知道做飯活動本身，包括削皮、切塊、烹煮、嗅聞、調味等等都連帶幫助了我，而現在就連食物聞起來很香也對我很有幫助，不過這必須從我花了幾年去認識各種氣味，並能歸類它們之後開始。我現在也能辨認氣味組成，不論是單一或是作為整體，並能感到期待美好滋味的喜悅。透過此能力，我從一開始就能做出好料理，而人們也喜歡吃我煮的東西。

**這邊也要提到特別有幫助的食物打泥器。**許多食物未經打泥我就幾乎不吃、難以下嚥或吃得心不甘情不願，在使用打泥器後它們變得可以下嚥，我喜歡吃它們，不論是水果、湯或是某些醬料。食物往往是口味與堅實度的混合物，這讓它變成一口氣「過多」的感官印象，例如加了果粒的優格，果粒單獨吃很好吃，優格單獨吃也是，但混在一起可能會使我作嘔。我喜歡在優格中加入水果泥，或是在他人的包容下一樣一樣地分開吃。

另外一點需要提及的益處是，我有一位朋友，我會跟她約好一起嚐試新東西。我用來判斷自己是否喜歡某種食物所需要的量原則上比對方預估的要少很多。相同的東西會一試再試，如此一來我的食物清單出現了顯著的擴展。

**與土地連結的生命以不同方式幫助了我，我感到更高度的關聯性，樂見並珍惜萬物間彼此結合，以及萬物以某種方式產生彼此。**跟植物、土地以及後來與蔬菜的工作幫助我許多。播種與等待首次綠意展現，看嫩芽何時出現，檢查水分是否充足，學習去「感受」植物需要多少水才不會太乾與太濕，而不要「想」太多。第一片葉子在夜間冒出或播種期間長出許多嫩葉時所帶來的喜悅，不論情緒如何都幾乎不會影響這個結果。當植物只是生長而（似乎）沒其他事發生時應有耐心去陪伴。內心不要只在等待植物破土而出的那天，同時也要準備好照顧它以及除雜草，也就是學習去知道為了讓某些植物能好好生活而殺滅其他植物是必要的。我花了一陣子才學會要讓二者同時生存是行不通的。經過這一切「殷殷期盼」後 — 我打趣地這樣稱呼它 — 去發覺最初的花苞與花朵。知道現在又有新事情在發生，而不久後我又需要耐心等待果實成熟，不能太早也不能太晚採收。此時內心最困難的地方在於 — 到現在還是 — 不要太過仔細地看待它。不光只注意到完美的日子，還要去學習、或是說去感受某事物成熟的時機。當終於可以採收時，我到今天還是一樣喜愛在早餐時咬下一口新鮮的小黃瓜，一整天吃著溫暖、新鮮的馬齒莧沙拉，或是吃一顆新鮮現採、帶著芳香氣味的鮮甜番茄！

**不吃糖**，這是在聽說了糖會造成孩子的不安與埋怨現象之後，某天我透過對自身觀察所發現的結論。在我身上，糖會明顯降低我對壓力、情緒與印象的容忍度。攝取了糖之後我明顯會更快產生侵略性、憤怒、找不到內在支柱，有時我會彷彿喪失所有已習得的自律能力與可能性。我一開始以為只要等到下午就行了，因為我知道一般來說我在下午的時間較能控制自己，也比較有寬容力，而這幾乎會精確地從下午四點開始。我一直都能固定保持穩定的情緒，但在吃了甜食後就會無法克制地憤怒起來，並去爭論枝微末節的小事或是單純地感到暴躁與悲慘，因此之後我時刻提醒自己我的「糖分決心」，並把甜食延到晚飯後再享用，這樣至少會讓我更能夠明確地管理日子。以往在同事之間或是私人生活裡，我的內心到了晚上常會緊縮有壓迫感而無法放下某些事情，或是因為所謂微不足道的小事而變得暴躁無情，但由於現在絕大部分的反應已明顯變得更穩定，整個粗暴的感受也變得更溫和，這喚醒了我更深層的好奇心，我在自己身上進行了幾個星期的「糖分小實驗」。我藉此發現在吃了餅乾或巧克力後會有二十到三十分鐘的時間感覺自己變「瘦」了；吃了糖後我的身體內部開始躁動，我幾乎可以看著情緒失衡如何闖入我的感知以及一種細微的深層刺激，人們也可稱之為一種比較像從生命體本身湧出的興奮感。高頻率的震動、一陣蜂鳴聲，這感覺起來就像瓦解的開解的開始一般。雖然我能完美地觀察，但這些知識依然毫無幫助，憤怒、挫折、壓迫、煩躁或逃避趨勢於焉產生，我也較無法顧及到外部的感知。不吃糖的話整體情況會好管理得多，但這不意謂著某些現象會因而消失，沒有這種事的，只是諸現象（或許）會變得更加溫和而不那麼急促。

**與許多不同的人一起生活會有幫助。**因為這會漸漸讓我看到並共同體驗到許多相對健康的人際互動，而這又會喚醒我對這些接觸的渴望；多年下來這也讓我有辦法去認識與感受到當自己有機會面對這種接觸時，我本身其實是無法自發性地去接納、建立、維持或僅是參與此接觸的。就是這種發自內心的認知讓我至今依舊持續不斷地去練習，而同時我也能認識到自己現在常常能應付得得心應手，只有在少數情況下我才會無法應付而依舊抱持著極大的不確定性。而且看來我在某些範圍學會相當多東西，我甚至能貢獻所學來協助他人，這讓我相當高興，也讓我有些驕傲。

所有在我生命中出現的各種人，讓我能於現在或數年之後看到他們如何拓展了我的行為可能性。我在早先幾年已知道觀看別人洗碗這件事其實是有幫助的，人們能以各種不同方式有效率地去洗淨與擦乾，或是有許多各有千秋的烹飪方式來處理蔬菜，透過此方式來認識它們，之後我就能自行去變化。這完全切中行為以及人際關係等要複雜許多的領域核心。現在我的日常生活中幾乎沒有亞斯柏格症的跡象出現，我發現有時甚至只靠著較平靜的神經系統與較輕微的反應模式就足夠了，而多年前所體驗到的經歷則會轉換成為我手上所握有的資源。

還有助益的是，始終有人不論我的一切特殊性而依舊喜歡我，能包容我先前不好的態度，並不斷地等待著下一步、同時又不會過於強求。不會過度期待，但也不會被動不在乎。在我的回憶中，這些人傾向於主動而幾乎是體諒性地等待，好像他們早已能看到事情的發展方向，並為我保持此空間的開放，在我成功改變或放棄某事時作出反應。我非常幸運身邊常有這種人，他們不會每天都重新期待舊有的行為模式，他們會比我還早辨認出發展與改變，而且不會馬上就訴諸言語，因為我要過幾天後才有辦法形成直接反應，而不是在剛嘗試新事物的當下。晚個幾天甚至有助於記住事情並接著想重覆它。

**有機會練習也有助益，例如說：練習閒聊。**大致上我能跟自己感興趣的人進行深入的談話，但我欠缺的是表面禮貌性或是所謂初次見面打招呼的交談，以及所有屬於閒聊範圍的行為模式。我不知道人們能說、能問哪些句子，也不知道哪些事情並不適合在當下場合說與問，另外包括像是大量眼神接觸，大量傾聽，大量安靜、坐下或站立，大量的面對或轉身離開，人們參考哪些過往的人生數據，何時談論天氣，何時談論符合情況的主題、肢體語言、談話的長短，以及我如何去面對當自己做了某件不對的事情時所產生的一切內在表現（別忘了我很晚才認識到何謂感受）。我如何面對對於剛剛談到的內容興趣缺缺的情況？閒聊從一開始就像有意的謊言：說自己不在乎的事、問自己不感興趣的事、當話題提不起自己的興趣時還要傾聽，同時保持一種中立的表情，而我感興趣的事卻偏偏沒人問、沒人提，即使當我受夠了這個情況或是這已經超過我的負荷時也不能走開。這一切都必須一步步地去認識與練習，而我需要許多能陪我練習的對象。一開始是簡短對話，還需要場景讓我能從旁觀察、同時保持自律，而之後更需要有人願意且能夠對我解釋更多細節。因為我發現，絕大多數的人幾乎不用思考就已經會閒聊了，所以他們長期下來也還不知道怎麼用言語表達其中的來龍去脈，他們也不知道如何列舉自己會的細節。

當我比較懂了之後才發現，這就像是一個工具箱一樣，我現在始終隨身攜帶著它來提出不同的問題、答覆與主題。幸好這個箱子能任意擴充，而它幫助我在更多元化的道路上與他人建立聯繫。而在我成年後能在不引人注目的情況下參與不同的場合，也能與自己感興趣的人建立聯繫，之前偶而做不到的事情都可以運用這些工具，例如在工作上、在採買時、在火車上或當有人在街上與我攀談時。這些在過去都是壓力最大的情況，有時會造成我可笑的互動，但回顧起來可能也是與他人相當有趣的相遇，而這又會讓我大致上感到更安全。

學習講出各種感受也有幫助。我熟識大部分感受的名稱，但還有很長時間並不瞭解其意義。聽到「感受」這個概念我會產生不同的期待，它迥異於我事後認識的感受。今天我會說不論是被歸類為美妙或是令人不快的情感，對我而言都是無法忍受的，這比較像一種體內症候群，或是被彙整在單一概念下的不同身體現象。所有這些似乎毫無來由就出現在身體中的現象一來令人感到害怕，二來它們一口氣來得太多，讓人無法掌控，三來它們難以調節，所以更令人害怕，而且因為未被點出來，使它們幾乎不存在於溝通過程之中。上述各點連帶在短短時間內使人失去那早已千瘡百孔的整體關聯性，最終只剩下數不清的身體現象，它們似乎毫無章法地顯現並戰勝了我。我同時也失去了對周遭、對他人、對事件經過、對身體以及對作為基準點的自己之間的關聯性。這往往是無聲的，因為難以找到或根本沒有言語可以形容，只有我體內這反覆不受控制的過程。只要我找不到適當的言語，這就無法從其他複合現象中被分離出來（例如喜悅明顯有別於哀傷），因為它像潮汐一樣襲來，同時帶來身體上的壓力反應，我現在不想多加描述，但此反應中還會引發其他層面的症狀。

過了許多年後才出現了某些人，他們會描述自己體內的個別感知過程讓我理解，而我終於才能與一般人所說的各種感受之間產生了關聯性。

喜悅的時候體內很容易就變得溫暖，然後在稍微放鬆時會出現一陣震動，肌肉組織改變其基本張力到近乎發抖狀態，呼吸改變、彷彿加快速度，某處出現一陣輕微的刺痛感，眼睛中有某樣東西產生了細微的變化。注意力的焦點改變，大腦內部彷彿產生了一種感受，像輕輕的蜷縮，單獨來看這其實滿舒服的，有時在胸膛會產生一種輕飄飄的振動。類似現象也可能出現在生殖器部位，有時也會同時發生與/或遷徙，內臟可能以放鬆的狀態參與此過程，這是一種人們能形容為輕鬆的感受，體內常常還會產生一種運動衝動而使得疼痛感變得和緩或暫時消失，並出現一些其他較輕微、可能有所變化的表現。這有可能突然出現或是逐漸緩慢地增強，每次情況皆不盡相同，重點就在於這些不同的現象每次都或多或少地受到感知，這取決於我當時的狀況，看我是不是疲倦或飢餓，而強度則可以有很大的變化。對我而言，萬物會碎裂成各種單一現象，並一口氣冒出來，我該怎麼知道這一切能簡單扼要地被理解成「喜悅」呢？唯一一個字就道盡了這一切！儘管每次感覺起來都像全新的一樣，卻都是用同一個字來理解。這相當發人深省，但將所有部分拼湊起來是相當有益的。有人在某次跟我解釋了以後，我也學會去彙整與講出其他的複合現象，而這在至少大多數的情況下可做到。我在某些較少數的情況下仍處於學習階段，我必須更粗略地安排歸類條目來學會應將該現象歸類至何處。而已經演練過的現象本身似乎能迅速地彙整到對應的字之中，細節本身甚至不會再進入到意識裡，我覺得這相當能減輕負荷、安撫情緒並易於管理。但只要此現象極強或一口氣發生太多，便依舊令人難以忍受。

哭笑同樣屬於這些現象，而且似乎必須單獨習得。但我還沒辦法描述太多，因為我正在學習與練習。

講出各種感受，而不侷限於喜悅，這也可以由某個外在的人來幫我說出感受，當我身上或心中發生某件我無法歸類的事情時，這個動作常常會對我有幫助；假如接著能有人建議一些感受讓我可以找到正確方向時，我會馬上感覺好很多。我能更快冷靜下來，身體能找到其反應，例如哭或笑，能深呼吸並感受到寧靜，然後我就能繼續走下去。我仍在練習面對強烈或複雜的感受，例如突然的喜悅或悲傷，而且依然難以管理它。如果我從外界受到的幫助越多，就越能漸漸學會自行歸類。不過我偶而還是會忘記，假如此時有人告訴我剛剛可能感受到了什麼的話將會很有助益。我發現這其實相當安全，因為「錯誤」的建議不知何故並不會在我心中產生共鳴，即使如此它們依然能帶來平靜，因為我自己記得複合情緒也可能是一種感受現象。

跟其他領域一樣，幫助只有在不加期盼、無成功壓力且最好幾乎是以順帶提供的方式才有用。這也包括了不糾結於某一感受或堅持現在立刻就要找到並講出正確名稱來，這並不是我們的目標。幫助應該是提供機會給我，讓我能夠自己去應付事情，而這有時須等到人際接觸結束後才會發生。

今天，感覺在許多角度上即時發生，就像我所假設會發生在其他人身上的情況一樣；感知綜合體彷彿馬上進到一段感受過程中並與對應的字眼連結，而只要它是中等強度的已知感受，人們便能理解與管理它。我仍舊需要練習面對陌生與強大的感受，以及在人際範圍內所引發且必須在該處處理的感受，還需要一個能夠接受歸納性談話的對象。

**耳塞的幫助極大。**我找了許久後終於找到最棒的耳塞。它們表面上看來雖然只是小小的協助，但卻有巨大的作用，特別是關於承受日常生活中的聲響一事，例如吸塵器、攪拌機、打泥器、搭飛機、吵雜的夜晚、尤其是會打呼的人、鑽孔機等等，耳塞讓上述事物都變得有辦法處理，在城市快鐵（S-Bahn）上耳塞會阻隔其他人的音樂，或是當有人的聲音讓我無法承受時，都可以利用耳塞來大幅減輕，我們可以用耳塞來控制一般噪音的音量，在電影院中可以坐在幾乎任何的位置，也能去新穎、更現代化的電影院。戴耳塞也使除草變得較舒服些，在充斥刺激的日子裡，人們也能藉助耳塞來降低各種印象的強度。當搭汽車的持續聲響讓人不舒服，以及面對其他更多情況時，都很適合使用耳塞。

**此外，當某人對我的心理狀態或我一天的體驗、或是對某特殊情況感興趣時，也對我很有幫助。**例如有人問我「你最後一堂課或班級旅遊怎麼樣？」抑或「你好嗎？」而且最好像是附帶一問，彷彿順道而不那麼刻意為之，這會大有幫助。或是首先先簡短講一下自己的事，好讓一種聯繫情感得以形成。當我已經與人建立起一種交談文化時，我常常只要單純等到自己開啟談話，或只需問一個問題，最好是一個我很清楚自己能記得答案的疑問，問那些我能公開以「是」來回答的問題。接連回答太多答案為「不是」的問題會很快地造成壓力，這會使回憶失靈，而自己也無法再講述任何東西，如此一來會需要很久的時間才有辦法再度開始講述事情。此時譬如一同切切蔬菜、做做手工或是一起做些什麼事情會有莫大的幫助，散步也相當地適合。當我順利找到回憶清單時，橋梁又重建起來了，我感覺更安心、也更容易來講述關於我自身以及曾有過的體驗。「眼下」的情況常常占據了關鍵地位，彷彿我連結不到先前體驗的事物，不論是一小時前、昨天或遠在預期內容之前發生的事情都毫無例外，體驗常常就像是消失了一樣。假如我的交談對象知道某件我正好忘記而只剩一種模糊意識的事情時，會讓我感到相當恐懼。

此外我也常遇到某人問的東西是自己不記得或覺得不重要的情況。某物當時在哪邊、有誰在場、我們做了什麼事、從A到B有多少公里、我是否在那邊看到了XYZ或是某事持續了多久時間，此乃一個有著太多可能性的大哉問。一個可行的起頭話題為：我吃了什麼東西，我搭了什麼交通工具過來，即最好是框架性的實際情況。也許我的背包中一直都有食物，這就與之有了關係，而交通工具係最後的印象之一，常可作為開啟話匣子的點。

還有關於我何時回家或是我記得什麼事件皆可奏效。此處的關鍵也不在於我喜歡與否或我覺得食物好不好吃，因為其中有著太多的印象，讓我無法可靠明確地將其記錄下來。我想講的內容會是我最想講的或是我正迫切渴望的事情。

可惜很少人會問我或請我講述這些或類似的事情，當某幾次有這種情況發生時，某些人會對我覺得重要與可以記得住的事情感到吃驚，這使我感到不安，我也因此不想再繼續講述下去。但我知道我周遭有許多人抱持著不帶成見的立場，我認為這是最美好的事物之一，他們也可以對我做相同的事，即直接講他們的故事，往往從這點會產生出最美妙、最深刻與最有趣的談話和相遇。

**在新環境中運用已知事物來作定位基礎也會有幫助**。例如在人際關係中最愛的問題：你幾歲？當我很緊張時會在腦袋中問自己這個問題，一小時可高達三十次，若情況允許的話我偶而還會再大聲地重覆一次這個問題，因為這非常有安撫的效用，即使我早知道和記得答案，這對我其實根本無所謂。或是當我緊張到其實無法真正聽見，更遑論記得事情時，提問的這個動作還是會有幫助。另一件事是打開垃圾桶蓋子再讓它落下，因為這會發出已知且固定重覆的聲響 — 在新環境裡或在新情況剛要開始之前或剛剛結束之後。

有時我會用嘴巴跟聲音製造聲響，而當有人對此有所反應時會馬上使我感到羞愧，它幾乎是潛意識進行的。當其他方法行不通時，獨特地塑造呼吸也是一條路。當應該保持完全低調或當我很突然地在一個較公開的場合被抓到帶有許多內在反應時（例如在一場會議上），我會玩我的肌肉。

當空間屬於新事物的一部分時，能有時間獨自認識一下該空間會很有助益，去上廁所會是座橋梁，因為我得以碰觸牆壁並一個人靜靜。或是假如某人真的很想幫忙的話，可靜靜在旁回答疑問，以及聽我跟他分享我所感知到的事物。假如我能短暫觸碰那些讓我徹底安心的人來作為依靠，然後再繼續觀看，再反覆觸碰與繼續觀看，如此會很有幫助。這到今天仍是種莫大的協助。同樣有益的還包括能坐在我想要坐的地方，並能保留這個有過一次關聯的座位，知道我在房間內有個相當可靠的基準點。因為當各種反應變得過度劇烈時，這將是唯一的參考點。

能在接觸過程中轉頭離開或面對他人，這種最安定的感覺也有助益。當多數情況成功時，原則上我就能很快地自行調節，而不再需要許多行為。

在這層背景下，對於可能會引發新壓力的事件進行計劃和準備也會有幫助，例如提前十分鐘抵達並熟悉環境，事先在家練習吃麵，還有與朋友事先演練可能的情況。

有時局外人難以忍受的似乎是下列現象：即使是突發事件也「必須」屬於某個新場景及其後續的所有過程，且每一次都要重覆。例如我在第一次看醫生時電梯壞掉了，即使之後電梯早已重新運作，我還是會走好幾年的樓梯，這會帶來安全感並被視為一種融洽的單位而儲藏在我的內心裡。就算現在我擁有反思的能力，往往還是難以重新分解這種經常不切實際的單位，並只保留下關鍵部分。我必須承受幾次沒有已知演練的情況或從中創造出一個新的場景，我可以透過改變地點走另外一條路，或是不走路、換騎腳踏車，或進行另外一種行為，如在朋友家喝咖啡，並藉此改變整體過程，這可以說是將一切打破成更小的單位。透過此方式，較小單位彼此間可以組合、互換且非常適合運用在日常生活上。

**睡飽是有益的。**但並非白天毫無節律地睡眠或過度睡眠，另外也要**規律地飲食與穿衣服保暖**。稍微飢餓、疲憊、身體變冷並覺得寒冷，長期下來會有負面影響，就連現在也是，因為整體耐受力的門檻會有所下降，準確來說這三者幾乎無法切割，也會彼此相互誘發。此處睡飽的意思不是指睡得很久，睡飽這種深層感受必須要遵守規律的睡眠節奏才可能出現，一旦被打亂，就會需要一段時間來重新建立此節奏，並進而能夠睡飽。有規律代表在接近的時間就寢、在接近的時間起床，而不是睡太久。像我需要超過八小時的睡眠時間，而即使睡不著也還是躺著來讓身體有時間休息。我所需的規律睡眠時間為整整七個小時，另外加上短暫的午睡。

假如我有睡飽的話，寒冷感往往會自我調節，我可以非常清楚感受到自己的身體需要什麼來感到舒適。飲食節奏則跟隨著睡眠節奏。

我到了年紀較長時才認識到自己穿得稍微過暖一些是多麼地有幫助。長久以來，我的狀態都是要透過檢查雙手與/或雙腳是否冰冷才發現自己其實會冷，此外，身體發抖也是種很好的提示。而現在我知道寒冷更傾向於內心的感受，這早在更之前就已經開始了，有時它跟四肢的冰冷根本一點關係也沒有。世界上還有因疲倦而發冷、因情緒而發冷、因壓力而發冷等情況，而後者似乎相當常見，它會伴隨著深入肌肉組織的收縮趨勢而生，然後再加上一定的僵硬度就會在本應美好的日子 — 即使有睡飽以及吃得還不錯 — 也導致不適感。耐受力會跟著降低，而因為我會冷這件事往往不會穿透到我的意識之中，所以乾脆從頭到尾都穿得過暖會很有幫助。我花了幾個月來習慣這種更溫暖的狀態，而在這段期間內我幾乎感覺它是令人不舒服的，它有很長的一段時間就像我所必須習慣的一種新體溫：更舒服、更放鬆、更加維持的姿態與更安全，神經系統就像被溫暖包覆住，這會使我較慢作出過度反應。

**發燒會有幫助。**在發燒的狀態下我的思路最清晰、最平靜、然後能夠最佳地闡述自己的事、能擁有情感卻又不被其淹沒，也最接近我所描繪的他人身上的「正常」狀態。這就像暫時擺脫了身體過度反應、抽搐、狹窄、接觸障礙、觸碰恐懼、過度敏感和體內的不安。我始終感覺發燒好像把我整個人搖醒，讓我在這幾天不受身體的擺布，彷彿自己體內突然有個位置能讓我住在裡面，使我暫時擺脫亞斯柏格症。

直到最後這二年我才認識到別人總是說發燒不舒服是什麼感受，這對我而言是種全新的經驗，之前我很高興自己能發燒。

**從以前到現在一直都很有幫助的是：**偶而放假個一天，並安排很長的休息時間。放假代表沒有音樂、沒有電視、有時也沒有書、沒有人群接觸，吃味道完全相同的食物並只待在自己的房間，不到充滿各種美妙印象的外面去。有時這甚至代表凡事都必須暗下來，躺著不睡著，這並非憂鬱症，而更像是觀看著神經系統關機休息。這有時會需要數小時，直到出現一次深呼吸、直到肌肉組織放鬆、直到身體的嗡嗡鳴響停止或至少降低下來，也直到不會對每個細微聲響的出現都帶著驚嚇反應，直到疲憊能夠再度受到感知、平靜降臨，而此狀態會有如幸福感般地出現。

當我與喜歡的人取得聯繫並且能接受這層關係之後，目前最有幫助的是有人陪我一起躺著或是躺在我的身邊，如此一來，當有身體接觸時，就好像我的機體從另一個機體的角度觀察，並能學得更快。但當我感到不安全或受到過度刺激時，身體接觸則會造成反效果（在以前身體接觸永遠只會有反效果），即使自己其實對身體接觸有所渴望也一樣。此處的身體反應也跟許多其他情況一樣，往往與我的願望相左。我的印象是：所有的感知都過度地刺激著神經系統，再加上某一網絡聯結不懂得如何處理這些印象，而這些已然過多的過程又再度踰越了另一尺度，接著就出現大當機的狀況：既不能健康地反應、冷靜下來、理解、溝通，也不願意去接收意義關聯性以及外界所說所做的事物，而唯一能安撫人心的，只剩下已知與不斷重覆的事物與活動。接下來整個生命體都會處在一種任憑自身身體現象擺布的狀態。有趣的是，這是種會被我認識為「正常」的狀態，因為一時半刻不會有其他任何東西出現。平靜在剛開始降臨時是非常有威脅性的，因為它是完全未知的感受，也沒有話語可形容它。因為已知事物會以獨特的方式讓人感到安全，此安全感更勝於那些也許更令人愉快但卻未知的事物。而我在更加平靜的狀態下會產生截然不同的印象，不像一切都承受著過度的負擔，這點我也還需要練習。平靜幫助我能真正學習、遇見自己、能產生興趣、能參與生命並能選擇，而不僅僅限於反應；是生活，而不只是生存而已，感覺起來這二者現在正在相互比較。而認識各種感受也有幫助，不只是身體反應或現象而已，還要認識能代表「感受」的一切，去感受另一個人，不要凡事只有透過思考來理解，偶而也要學習承受令人不舒服的事物，而不必馬上逃離或無法繼續面對該情形。讓自己保持選擇的能力。

**得以透過旁觀來學習，然後能獨自安靜地模仿所有事物也有幫助。**從少量到毫無說明，某人帶著我的身體跟他一起做動作，而最好之後放我一個人，讓我能自己單獨練習。練習時間最好能有幾小時，或是有整個下午的時間來做其他的事情。大部分時候都不需要來糾正我，除非我開口請求，同時最好能有擅長該動作的人準備好再做一次，讓我看清楚自己想知道的那東西到底是什麼。這需要一些時間，直到我能感覺自己的身體正在進行那些在旁觀過程中所感受到的事物，而隔天的情況常會明顯優於前一天。當之後有人再度鼓勵我或堅持我應該繼續做該事或重新嘗試時，則往往會有所進展，假如這個人又是我重視或喜歡的人的話會更有幫助，當「喜歡」與「關係」牽涉其中，而我想為這個人嘗試一下時，我似乎能嘗試更大量的事物，並能接納之。這關建了一些橋梁，通往我不想再錯失的事物。但這樣一座橋梁在不認識與不喜歡的人身上起不了任何作用，而且上述的一切似乎只有在不抱持預期態度與沒有壓力的過程下才行得通。

來自外界的糾正並無助益，尤其是當我沒有開口請求時。假如人們能包容我的學習、練習和「尚未學會」，在我還沒自己克服之前都不會有人逼我，或是對這些狀況能事先進行協商，都會有很大的幫助。唯有如此，我才能有足夠的開放度來接納各種糾正。重要的是對方只需回答我所提出的問題，不要過度主動親切地提示或說明還可能有哪些特殊情況，或人們一般而言會如何應對等等，這會造成過度負荷，並導致我想逃離該情境的反應。若對方無法做到這點，就會讓我在晚上時開始感到難過。

直到今日，「言教」對我一直都是最差勁的學習途徑，興致高昂時我可以透過此方式稍微吸收一點點訊息而不會再多了，但所有無趣的東西則難以停留下來；反之若能連結到我已熟知或感興趣的領域來學習，或從感興趣的領域中來提供例子則會順利許多。言教只是涉及到吸收資訊與知識的一種學習途徑，並不適用於活動、行為歷程或人際互動方式。當我藉由語言理解了某事時，離我真正能做到該事其實還有一段很大的距離。此乃一條在本質上不同的學習途徑。

要真正吸收新事物只有在沒有壓力、以及我並未忙著處理自己的身體反應時才有可能。雖然我可能會複誦或將所說的事物牢記許久，但其實我並未理解它，也沒有與它建立起某種關係或開始某些行動。直到今天我依然帶著許多抽象破碎而缺乏進一步關聯性的資訊，有時我運氣不錯，因為有人對此提出了個疑問，接著這些單獨的資訊就能夠在他人身上找到合理的關聯性。

透過行動與某人一起學習，在有意義的日常行動裡認識新事物，例如清洗衣物、煮飯、擦乾、折衣服、除草、掃地吸地、清潔、開車、使用電梯、挑選並購買衣服或是去看電影。要學習所有這些事務最好的方式是有人能陪我做一次、二次、最好能三次。而若能觀察到「在某一情境下所學會的事務無法單純應用到其他情況上」這點，甚至對我這樣的人也會留下相當深刻的印象。譬如我必須分開學習掃地與耙樹葉，或是當我學會去看電影的流程後，我依然會有很長的時間不懂如何去劇院看戲，此時最好還是能有朋友不對我加諸奇怪的評論，而單純願意陪伴我做這些事。搭電梯這件事本身雖然極其類似，但我還是有好幾年的時間未曾踏進火車站的電梯中，因為對我來說火車站的電梯與住家電梯完全不同，火車站的電梯更慢、擁有不同的按鍵，它們會對人說話且往往是玻璃構成的，這代表了許多其他的感官印象且無法輕易地被處理，就連思考也像牢牢地卡住一樣，這也是眾多的壓力現象之一。接著是單獨在商店購物、挑選商品、走向結帳台輸送帶並將東西放上去、付錢然後重新走出商店，這整個流程在多數商店中可進展地很順利，然而在許多其他商店則還有進步的空間。服飾店有著異於超市的行為流程，而與建材商店又有些許的不同。常常我感覺到當天無法面對新的流程，但依然走進商店，是為了看看自己是否會馬上又離開商店。

我還無法獨自進入小型的茶店、藝廊或書店。我不斷地在「較勇敢」的日子裡嘗試走進商店，接著只會轉身再度走出來，或根本沒打開門，然後尷尬地晃過。工作人員與我的攀談往往進行地不順利，即使是在狀況良好的日子，我聽到某些問題也仍然會不知道該如何回答。此時的互動就會出乎我的意料之外，而且我往往只是嘗試走進商店而根本不知道自己要買什麼，而因為我此時可能被人注視著，所以我也無法直視想要買的東西。就算在最小型的茶店中也有著數不清的茶，它們擁有無數不同與未知的名稱。新的氣味、常被投以等待的眼光，而且搞不清楚其中流程，這一切都造成我甚至可能在幾秒內就忘記自己一開始究竟為何會走進這間店；就算我還記得，但因為內心常已充滿了許多反應，讓我只想好好地冷靜下來。

因此口頭的協助或指令並無助益，因為我往往在踏進商店前就已經無法再記住它們了。然而當某人陪同並參與了茶店內的互動以及流程，也許給我看看一兩包茶，表現出適合茶店的行為舉止，最好還能與工作人員進行互動，那麼我就能一對一地模仿這個行為模式，並漸漸獨立來調適它，使其能更有彈性與更生動地符合不同的情況。

**不論過去或現在，規律地去認識新的情況都相當有幫助。**或許我能這樣形容有益的部分：一種能不斷掌握新情況的信任感會慢慢形成，就像發生了一段「學習掌握新情況」的過程。即使不斷反覆出現恐懼、茫然無頭緒、遺忘、身體反應，無法清晰地思考、說話與理解等現象，但多年下來好像有某個機制學會了船到橋頭自然直這件事。另外還有幫助的地方就是我更能接納其他人的意見，我有時候會在沒有初步協助的情況下去自行嘗試，也因此而產生了更廣泛的生命與經驗空間。

總是相同的事物非常有幫助，但也產生相當大的侷限。我會知道這點是例如透過不斷有新的情形，以及透過許多親切的人，他們不斷帶著我去接觸新事物。我覺得這豐富了我的生命品質，是相當珍貴的經驗，它讓我能有更廣的閒聊範圍與誠實的交流，因為當話題符合我眾多體驗之一時，我很樂於講述自己所體驗過的事物。儘管我的記憶還不是永遠可靠，但卻越來越常能記得事情，這讓我的興趣藉由體驗而更加拓展，也使我能夠吸收得更多。

**一直以來都有幫助的還有泡澡。**透過以堅硬刷子進行的全身按摩以及晚間臨睡前的足浴所帶來的強烈觸覺印象。意思是早晨定期泡澡會讓我在起床後隨即相當醒覺，而不需花數小時才能清醒過來，晨間泡澡雖然並非絕對有效，但大部分是有用的。清醒這件事 — 不論有沒有鬧鐘 — 常常幾乎要造成物質性的疼痛，我常能觀察清醒的過程，個別細胞彷彿受到傷害，並感受到自我進入身體時的疼痛，好像此過程在每個早晨又再度無法徹底順利完成一樣。這會伴隨著類似驚嚇反應的現象而生，只不過此反應會繼續存在並進展地較緩慢些。清醒過程彷彿會伴隨著機體內的壓力分佈而生，此現象會發生在第一個活動之前或是在自己完全醒覺之前。

此時不論是泡澡或使用刷子都能有所幫助。刷子還能促進對自身整體性的感受。在我這樣做了幾年之後，如今我不再如此強烈地察覺到箇中差異，因為我假設我的內在整體而言已知道自己如何能理想地融入。

足浴一方面能理想助眠，還會促進更深層與品質更好的睡眠，並以某種方式協助在次日一早能更容易清醒，足浴尤其會使入睡過程以一種堪稱美妙的方式順利進行，此時甚至連雙腳是否冰冷都無所謂。當然使冰冷的雙腳溫暖起來是一件很舒服的事，身體會跟著稍微放鬆或是徹底鬆軟下來，然後星辰身與吾才會脫離，此時體內會有某部分平靜下來。「睡前一定要坐著一小段時間」這個動作也有助於達到平靜，想法會減緩下來，呼吸也會更深一些。經過幾個月後，足浴本身已成為一種身體信號，就像疲憊與感到想睡一樣。

**盡可能少等待，這從以前到現在都一直很有幫助。**在面對約定時既不等待事件，也不等待人。我發現對我而言，尤其重要的一點是將令人不快的預約時間盡可能安排在上午，這樣我一方面能在早晨擁有充分的例行公事時間，但也能迅速地赴約而幾乎毫無等待時間，這使身體內不會累積起如此多的壓力。每次的等待都會建構起極端不相稱的壓力。我目前正練習獨自完成看牙醫或其他醫生、處理公家機關以及自我組織事務、等待赴約和等公車、火車與朋友。我自己仍舊很驚訝身體會對等待這件事產生這麼劇烈的反應，嘗試透過思考去進行調節則幾乎毫無幫助。假如牙醫預約時間是十點，那我可以輕易地忍耐到十點鐘，到十點零五分時我最好起身回家去，因為整個機體都過度疲勞到我必須先休息一下。假如等待超過預定時間半小時或更長的話，那我已經精疲力竭而無法忍受真正的治療了，更遑論對醫師問我的問題給予有意義的答覆。假如接著又進來一位助手，而我必須集中留意自己的肢體語言才不會讓她們過來關心我發生了什麼事。不過至少助手們大多會欣然接受而不再在我身邊多作準備，這樣我就可以不必暴露在更多的印象裡來等待醫師。

在會議上也可以觀察到相同的現象。假如已經講定會議進行到晚上十點，我可以耐心與會、共同討論及參與，也能進行爭論以及辦妥所有其餘待辦事項。但如果在預定結束時間的五分鐘前我們還沒有要結束的跡象的話我就會開始不安，到了晚上十點時就像一個開關被啟動，我的效率大打折扣，反應開始鬱積得越來越多並蔓延。過了約定時刻十分鐘後我無法繼續傾聽，也幾乎無法再進行反應和有意義的互動。由於我很快就發現了這點，所以我始終會在內心跟自己約定比實際會議規劃再多半個小時的時間，如此一來我也能參與各種社交互動，或者我會在對應的時刻靜靜告別並離開，因為這對所有與會者會更加容易些。此外我根本沒辦法解釋這種情形，但整體來說我在我的同事面前還算正常。同理，這也適用於工作的時間，在約定範圍內凡事都很順利，但要是不幸脫離了框架，那麼所習得的一切成果會在幾分鐘之內崩潰，只能聽任純粹肉體的擺佈。有時我能夠在內心裡輕聲與自己約定一段新的時間，但這早就靠不住了。假如成功的話這會相當有幫助，而一段不確定的時間是行不通的，不然就是並不理想，即便超時的情況是面對美好事物也一樣。就算去拜訪朋友我也會在內心計時，或是我必須相當自覺地預先規劃好一段「開放」時間，然後就行得通了。這感覺就像是一種對沒有後續時間結構的刻意約定。

若時間約定與其他種約定未經遵守，內心的一切也會以同樣的方式陷入混亂之中。許多朋友之間的約定因此而泡湯，我學會了等待一刻鐘的時間，只要我還記得此問題的解決辦法，一刻鐘過後我就回家去，但假如我忘記的話，我會彷彿被遺棄般地在約定地點等到一個小時或更久的時間，而即使在約定者出現後也無法再繼續參與，因為我的機體已變得「濃稠」，有時還會爆發絕望的憤怒。

這常會需要一到二小時以上才能脫離這種反應。假如我們能首先針對此事來討論，而我瞭解為何會發生此情形的話，有時還可順利解決。我常常只能試著去說明我的感受，並嘗試約新的時間。

假如事情並未如事前約定地實現，就會有如自由落體墮進空無之中，「可預測性」將會瓦解殆盡。剛超過約定時間一點點的時候，感覺起來就已經像是永無止盡且深不見底了，時間定位徹底消失，就像一個內在的無人國度正開始形成，這是一種無法定義的狀態，既無長度也無行為模式，但特別是時間定位消失了，而接下來也不可能再循著一天過程的路線前進。我推測這個現象跟我自身不容易明確地體驗時間是有關係的，再加上一種模糊的恐懼，而我先前針對各種反應所描述的內容也可能以不同強度呈現出來。特別是當我不記得自己最多只等一刻鐘，而在一小時之後我依然站在那裡，並且不知道下一步該做什麼。此時有手機的話絕對會有幫助，因為這樣未露面者就可以打電話給我，假如要我自己主動打電話的話可能會卡住而且常常根本是不可能的事情。我最好能觀察別人一到二次，看他們在等待時會如何處理：多久過後可以打電話？必須要打電話嗎？能不能直接回家？對方是不是忘了這件事？還是她只是遲到了？她到底會不會來？我們約的是同一天嗎？假如我打電話的話，我可能根本不知道會遇到什麼情形。我能說什麼來告訴對方我站在這裡，怎麼問我們是否有約，問她是否會來，並告訴她不必來了，如何詢問她發生了什麼事，告訴她我現在如何，問她現在如何，再重新約時間；或啥也不幹地等待，並相信她還會來，怎樣問她是否在別的地方等待。這裡有太多的可能性，而我不選擇其中任何一種，行為層面似乎也因此而稍微遭到切斷。就好像我必須在一個懸而未決的情況中選擇，而四周充斥著太多的選項，接著便發展出純然的空無以及極度地精疲力竭，而這一切常常發生在極短的時間內。

現在我發現繼續約新的時間有時完全無益。乾脆順其自然，只約定概括時間、有誰會來或我們在哪邊碰面，但假如不決定會更好的話，就不再確定更多的細節。這就像一種自己自發性的約定，它可讓目前明確正在發生的事情保持開放的狀態。這點是相當可行的，即約定好不準確性或是說開放性與模糊性，或者以事先約定好的方式來不對事件的內容進行設定。

有益者還包括不製造壓力，不設立時間壓力，沒有期待與成功的壓力，即便是像學習剪裁或綁鞋帶等微小、似乎微不足道的事情。直到今天壓力都會令我失去頭緒且無法專心，特別是未明言的壓力或預期態度，這會讓我只剩下一種無能、牢牢卡住的感受，且常常會參雜喪失整體關聯性的結果，並感到眼前正在進行的事和截至目前為止已能掌握之事突然都不再聽我使喚。其他人也許會將此形容為「遺忘」。某些對他人似乎是很簡單且理所當然的東西與行為，我會基於各種不同的因素而無法輕易地辦到，且關鍵常常也不在行為本身，而是在於進入行為開頭的過渡階段，即起步階段。這等同於面對新行動時的狀態，只不過是程度上弱了一些。

此時下列句子及其實踐將有莫大的幫助：「讓我們一起做吧。」，因為一但成功了，我也會意識到若無人協助就不會成功的悲傷與痛苦。當某事失敗時，對下一次相同情況的恐懼就會增長，這種對不成功的恐懼長期下來會導致人的內心彷彿放棄而根本不願繼續嘗試任何事，但這並非因為缺乏興趣之故，而是出自於預先知道事情會因為自身機體而失敗的緣故。奇怪的是這邊跟卓有成效的學習正好相反，所學事物無法輕易套用到其他類似的情況上，很遺憾地，我會立刻重新用壓力與反應來面對那些類似於先前的壓力或僅有些微相似性的一切事物。

大量與夠長的休息時間也有幫助：不僅在狀況較佳的時間裡，更特別的是在過度負荷的情形下，幾乎所有日常情況皆然。在一般例行公事過程中，至少要安排一個平日來休息。當我沒這樣做時，就會在接下來幾週之中清楚地察覺到自己的反應門檻降低許多，神經系統在遇到更細微的小事時就已經開始「跳動」，接下來的入睡與睡眠品質往往都會變差。

根據目前工作與生活的現實情況，工作半天雖然可行，卻也有幾乎每個下午都必須被用在安靜與最必要事務上（如採買、煮飯與家事）的後果，而毫無給朋友或其他社交接觸的真正緩衝區。

當我深陷負荷的深淵時，我會去散散步並從事自己喜愛的事物。

我一直很謹慎地控制社交接觸的量，因為有時僅在短暫的社交接觸後，壓力的程度就可能會迅速高漲，尤其是當人們明顯無法理解我在互動中的行為，或對方出現意料之外的行為模式，或我發覺自己不瞭解談論話題的重點，又或是我有過度自發性的念頭出現時，或對方有清楚的情緒而我卻不曉得哪種行為適合於當下，或是當我有情緒但自己也不知道該如何處理時，上述全都可能視當天的情形而成為一項影響要素。

## 對伴隨強烈身體反應的急性過度負荷情形有益者

- 休息時間，獨處，直到情況受到控制，
- 待在我的房間，而周遭的一切都相當平靜，
- 沒有氣味，
- 沒有或減少視覺印象，
- 允許具安撫作用的典型行為，
- 利用大量的重量來對全身施加壓力（身體被壓在一床日式被褥底下），
- 當有人緊緊擁住與抱住我，
- 當某人用他全身的重量壓在我身上，
- 當某人靜靜地陪伴著我，
- 短暫睡二十分鐘左右，
- 換房間；假如跟我交換房間還不夠，
- 就回到我還算好過的地方，
- 旋即結束造成負擔的話題，

以便能重新掌控我自己。在經過多年的練習之後，現在我偶

而已經可以忽略自己的身體反應，因為它與我的心魂狀態並不一致，而且如同過著獨立的生活一般。

*半年之後*

經歷大約半年的治療，我的神經系統的發展逐漸產生了一股明顯的動力！這就像歷經一直以來所有的努力與心血而準備好要面對首度的豐收一樣，我能夠從旁觀看學習是怎樣在某些地方發生的，如何越來越有辦法將「這裡」所學會的東西應用到「那裡」，亦即將之套用到其他的情形上。

我雖然累積了關於健康、療癒、面對危機與艱難處境的龐大知識，但當情況緊急時，這只能提供有限的（乃至毫無）幫助，因為生命體會直接按照其舊有模式反應，不讓我有調節介入的機會，這點有時會使我感到絕望。然而當較為冷靜下來，當壓力水平下降而神經系統好像擁有足夠的空間時 — 儘管根據學院派醫學的測量法，人們仍舊會在激素濃度中測量到極高的壓力值 — ，我能夠看見之前練習過的內容又重新供我運用，自己也能在此基礎上繼續學習。這是我最愛的一種成就，我很希望它是個穩定的過程。

如今在日常生活中每天都有成功的例子，潛在危機或過度負荷的時刻現在可以迎刃而解，我現在能夠相對正常地解決它們。我相信唯一的差異往往在於我清楚知道會有「成功」的發生，而我有時甚至會在事後驚訝發現，整個情況給我的感覺就像「正常」的日常，在不過短短幾個月前我甚至還需要幾天休養與「非處理的時間」。如今挑戰在我身上只會引發如開心興奮之情，幾乎就跟幼兒重複相同的活動仍舊興奮是一樣的；而我正試著改善剛剛學會的成就，使其在我的能力中能更加地穩固。

我想試著根據一個最近的例子來顯示程度大小與精彩之處：

我到一位很親密好友的家，並單獨一人在她家，因為她要花一個半星期的時間去看家人；而另外一位紐西蘭的好友與她的二個孩子正好就在此刻才有時間來這裡看我，她們也真的來了。不在家的「借屋友人」約了玻璃工人來安裝玻璃淋浴隔間，這應該在她出門的這段期間安裝好。這些事實應該在沒有壓力與沒有特殊情緒的情況下融入既存的日常生活中。

當工人們來的時候，我跟朋友及其孩子們陷入了改變的騷亂中（她們的狀態不同於我）。屋內有新的人，各種東西被搬了進來，那間根本不屬於我的浴室被完全解體，好讓工人們能進到角落裡。這對我的挑戰是浴室被拆解掉了，我沒預期到這點也沒辦法對流程產生共鳴，這在一開始的時候動搖了我的安全感。由於我常在這間房子作客，如今都知道哪邊會有什麼東西，同時也覺得假如這能永遠保持可靠原狀會多麼美好而且有安定人心的作用。而這項變化將我短暫帶到崩潰邊緣上，使我無法再妥適地去感知周遭，但我接下來很快地自己接手清潔工作，同時也知道這樣比交給陌生人來做要好得多。如此一來我至少能綜觀全程，透過感受去陪伴與理解此改變過程發生了何事。經過一段對我而言很短暫的工作聲響後，不安與激動已開始趨於平穩，我甚至能為安裝工人們供應果汁、水與玻璃杯，也能與他們進行溝通，還會對這次成功感到高興。我也能觀察到自己多麼渴望看見他們會馬上喝點東西，好證明我所謂的成功是真的成功了。親眼去驗證，去參與體驗互動並得到證實，證明我的這種新行為確實適合於該場合，因為他們是我人生中首批從自己手中接到飲料的工人，而我很樂於想到這樣的事情。這個過程之所以成功，乃是因為我在兩個月前觀察一位恰巧處在此情境下的朋友，看她如何遞錢給畫家們，又多給了二十歐元，而我看到他們對此有多麼地開心，後來我有機會問這位朋友她是秉持哪種原則處理此事的，她接著告訴了我她跟屋內工人們所學會的所有可能的處理手法，而我現在能夠記得並應用有關飲料的部分。我就像個孩子般渴望去體驗這種新的行為會產生什麼樣的後果，但直到最後根據用過的玻璃杯以及幾乎喝光的瓶子我才明白這也成功了。這邊的新現象是，即使在經過很長的時間之後，我的心也終於會興起喜悅之情，否則一般來說，與事物之間的關係在經過一段時間後便會在內心消逝。而對於先前尚未親自觀察過的事物，自己卻依然能正確地加以應用這件事，我一直都感到有些興奮。

在安裝過程中有一扇安全玻璃門破裂了，當下我並不在屋內，家中只有我的紐西蘭朋友。當我回來時一切都乾乾淨淨，工人們正在收拾打包，而門並未如預計的安裝好。他們告訴我發生了什麼事，我隨即對安全玻璃的碎片產生興趣並全神貫注其中，這是因為我喜愛這些獨特的碎片，而且幾乎忘卻了其他的一切，至少我得到了滿滿一桶的玻璃碎片，以及職業培訓生的評論一句話：「至少還有人對打破的玻璃感到高興」。大約半小時之後我發現整個瓷釉浴缸都遭刮傷受損，喔，太可怕了！我並沒有馬上看到！現在該怎麼辦？現在告知受損會不會太遲了？這不是我的浴缸、不是我的浴室！該採何種行動程序？我們今天晚上可以淋浴嗎？孩子們可以泡澡嗎？誰要負責賠償？

之前這對我而言是難以想像的情況，身體若不是宣洩憤怒便是會恐慌哭泣出來；我除了壓力之外再無其餘想法，或者最好的情形是我會打電話給母親，她至今都必須為了這些事情來調適我的生活！純粹的壓力可能意味著：「失眠」的夜晚、不感到飢餓、再熟悉不過的「不想活念頭」，彷彿自己病了的一種整體感受。假如並未馬上在當場發生某事來解決此情況的話，我可能無法想像接下來的進展如何。最好的情況就是去建材行購買瓷釉塗料。

上面是我在半年之前會發生的情況。但這次我不必忙著做什麼事，而整個內在壓力的過程大約只持續了我仔細觀看刮痕這麼久的時間，現實看來其實相當地短。

現在發生了很棒的現象：我可以拍照，找到玻璃行的電話號碼（這在過度刺激的狀態是無法完成的，因為我可以觀察到必要的思考流程不願乖乖地運作），打電話過去（不會像以前一樣當我想不起某些事例如浴缸刮傷的正確字眼時而害怕），甚至對答錄機留話，請他們回電，還把隔天的營業時間抄下來。這全都是全新體驗，因為我必須能夠不光是聽見別人所說的話，更要理解其意義才可能辦得到，若在今天以前，當我身處這種時刻時，這簡直是烏托邦式的幻想。接下來我就有辦法喝點東西，並感受、感知與舒緩生命體內因反應與激動所導致的乾渴。

然後我能夠再次搜尋號碼來打電話給我的朋友，經些許等待後在另一台答錄機留話告知她實際情況，然後等待她的回電。等待在這些時刻中是最難熬的，反正接下來要發生的事都將是有可能發生的最糟情況，而等待始終是我生命中最大的壓力誘發者。

此外還有更多我可以感受到的成就：在朋友終於回電而我告訴她一切經過之後，我要等待整晚直到次日七點能打電話給玻璃行為止，這本該是個無止盡的夜晚，但這次我卻相對安穩地睡著了。這回我不需將所有想得到的可能性都思考過一遍，不必無止盡地演練可能的反應，不用嘗試去抓取行動的流程，當不可能馬上解決未知事物時，不必去克服似乎只會製造想法與產生模糊之恐懼的身體系統。我反而就這樣在次日一早醒來，就連甦醒過程也是新的體驗：沒有醒來時的主動壓力，身體中也沒有出什麼

「亂子」，沒有必須分秒不差在七點保持清醒的固執。時間差不多是七點十分，我進行每早的例行公事，之後才想起昨天有關浴缸的事還有要打的電話。這在大多數人看來似乎平凡無奇的事，對我卻是到了最近才開始有辦法做到。在之前我的腦海中應該只會剩下「明天七點打電話給玻璃工人」這件事，而一旦電話那端有人接聽時，我可能會忘記了上下的關聯以及我打電話來的動機，壓力、口吃、害怕難以理解對方等等的不安全感會接踵而來，模糊地知道那背後還有一整個背景、困惑、絕望，最後乾脆直接掛斷，也不敢晚點再撥打一次電話。

由於安裝工人已向他們的老闆報告有關受損浴缸一事，故我們能夠馬上釐清所有事務。在此期間老闆自己已準備好一個完整的行動方案，這讓我感到很高興，單純只有高興，不像早先會因鬆了一口氣而流淚。這次並沒有在持續幾小時的緊繃後才鬆一口氣，不害怕、沒壓力，沒有突如其來那種幾乎令人癱瘓的疲憊感，沒有突然的「過度緊繃」，只有健康的喜悅與稍微地放鬆。接下來我能夠馬上通知朋友，她從一開始對這整件事都從容以對，然後我也有辦法著手進行不屬於早晨例行公事的其他所有事情，並處理之後這一天下來一直到晚上所面臨的過程，不會感覺到過度疲憊、壓力太大或是「精疲力竭到無法動彈」。我只需要留意特別準時上床就寢，不要低於我的睡眠需求，這點還是可以感覺得到。

這一切都發生在陌生的環境裡，還有來自英語圈的孩子訪客。此外我自己的身體還受到嚴重膀胱發炎的傷害，這在許久以前可能會佔用掉我絕大部分的注意力。

我自己作夢也想不到能夠像今天這樣，我相當高興現在終於能認識到許多人怎麼有辦法在一天之內辦到這麼多日常事務，接下來還有餘力來面對預料外的狀況，更還能維持社交聯繫。現在這些在我的生命中也變得有可能，我覺得相當感激。

*整整一年之後*

多年來我早已知道自己想被人抱住，也經常需要現場的幫助，需要有人在「那邊」。當絕望與內心苦難過於巨大時，我能夠記得唯有在自己之中找到這種幫助，最後這才會有益。我知道身為成年人還具有這些願望與需求是不切實際的，但我不認識相應的姿態，未曾經歷過它們，不知道它們感覺起來該是什麼樣子。

只有在我得以體驗過依附關係之後我才能用如此清楚的話語將一切寫出來。之前這比較像是一種感覺到的知識，一種模糊的苦難感與一種無助的絕望。唯有在其作為經驗發生後我才知道，自己之前根本不瞭解這個經驗會帶來多少基本要件。靠閱讀與聆聽產生的是一種截然不同的概念，我一點也搞不清楚對依附關係的經驗與被人抱住的肢體接觸是多麼地基本。

我可能永遠不會察覺到，依附關係的經驗對我的存有感而言會產生多麼深遠的影響，這將多麼強烈地改變我的社交情感與生活方式；與他人的聯繫會多麼深刻地伴隨而生，擁有資源同時也能回頭向它求助；這能夠提供我許多可能性來處理恐懼與其他情緒。如此一來彷彿一大群基本的恐懼就這樣在生命體內瓦解了，始終潛伏在側的恐懼狀態就像被吸收掉了。關係不僅存在於認知層面，更是能夠真正體驗到的，某人會超越可見與可感受到的接觸而永續存在，對我而言，這是莫大的贈禮。多年來我一直有一種渴望，希望能感受並體驗到他人是「真實」的，而且即使他們離開我的視野也依然「持續在那邊」。我在友情中的安全感，與他人的相遇，甚至在街上與陌生人的接觸都徹底產生改變，就好像因為我能截然不同地去感覺人們，使得恐懼僵硬開始瓦解。再者我也知道有支持的存在，想要經驗這點，想如此深刻地透過體驗去感受，這唯有在我體驗到了一段結合或依附關係後才有可能。許多相同、類似的流程現在突然有了截然不同的體驗與處理，某樣東西抵達內心，平靜了下來，人們不再對我有威脅性、令我害怕或讓我摸不清他們的意圖。接著我便開始了自己這些年來無法理解與辦到的事情：接觸、眼神接觸、去體驗其他人。對我而言，我也可以體驗到自己截然不同了，接觸不只限於今天已成年的身體，更包括了稚嫩的身體，這種感覺還是「搖搖晃晃」不穩定的，但可清楚看到已有作為自我調節作用的機制可供運用。這真的讓人鬆了好大一口氣，因為我現在瞭解這個機制無法只靠純粹認知而存在，而是需要最基本的關係經驗作為基礎。我從來不曾想到自己作為成年人還能體驗到某人會始終可靠地在「那裡」提供我屬於最初步階段的要素，讓我有充分的時刻體驗一種得以觸及內心的經驗；能體驗到這些時刻一再重複與擴展的美好，但不是以早先的需求所呈現的那種極度渴望形式，如同一種永不止歇的彌補。這種長期需求只有當上述內心的經驗尚未發生時才會存在，因為內心彷彿不斷地呼喚著，但同時卻又害怕並逃避它。

我很幸運獲得恩賜，找到了一位治療師，她不僅提供我良好的依附關係，也真正撐過了將近八年時間，直到我能夠接納這種關係為止，之後在某些時刻裡，我的理智「才開始」無法加速也不去抵抗這種關係，既不想要抵抗也不願嘗試去抵抗。這就好像主要是透過身體與深層的內在，並且循著自身的速度所發生的，若缺少了我們雙方的聯繫與參與的話是不可能出現此過程的。理智與意願只能作好準備，而老實說這種準備狀態會因對於未知經驗的恐懼而產生波動。

我記得我們曾經一起經歷漫長的時間來協助我自己主動找到出路。在治療的時刻會發生這樣的狀況，也就是我們才剛剛共同經歷過專注在我的身體上的一小時，然後治療師就要離開，一方面她假如現在就離開實在是太快了，但另一方面她卻又不得不這樣做，因為下一位病人已經在等了。所以她採用的方法是，給我可以清楚聞到她的氣味的襯衫，我將其放在我的臉上，尤其是在眼睛與鼻子上。每口呼吸我都可以聞到她，而每次呼氣我失去了她，每次吸氣我都記得她。這持續了一段不算短的時間，然後我發覺小腦中的劇烈活動，幾乎可以物質性地感覺到那種近乎疼痛的感受。漸漸地呼吸會越來越深，就像容許自己更深刻地接受她的氣味，容許我真的嗅聞那氣味，允許她如此地靠近，因為氣味是如此地親密。一方面她並未實際在場，但另一方面我卻能聞得到她，在這種矛盾中我能夠緩慢地透過自我調適來允許她深入，然後我體內的某樣東西漸漸地放鬆了，我開始哭泣。在每次吸氣時記得她仍在、記得有她的存在、記得她是真實的、記得她會留下、記得多年來她已成為我生命中一個可以依賴的人，這一切都毋須言語。我幾乎能夠觀察聯繫是如何被締結起來的，而接下來的每次呼吸都能繼續建立在之前的基礎上，並且透過氣味作為橋梁來跟我們之前多次的相處經驗結合。可惜的是，話語相較於這種經驗就顯得相當渺小，我的身體知道某些基本事物正在發生，但我的理智要到晚上很晚、甚至到隔天才會知道，這還要持續數週之久，某些事物已然融入，而其餘的則到現在才能透過層層堆疊的方式被我體驗與經歷。這就像是到現在我才有辦法在關係與感受的範疇內，在批評、憤怒、憎恨、痛苦、喜悅、眼神接觸與肢體接觸等範疇中工作與學習。在這項體驗之前要對肢體接觸做長期的大量練習，這是個重要的準備工作。首先要讓自己的身體允許另一個人如此靠近，既不給我帶來疼痛與威脅，也不會因為我的存有而傷害到他，我們雙方都知道這件事正在「發生」。接下來，長時間帶有眼神接觸且平靜的相遇也跟漫長的嗅聞時刻同等重要且具有找到出路的作用。

一切都改變了，但卻相當地微妙，外表幾乎察覺不出，只有那些跟我親近的人可以體驗到。我變得更平靜，我的壓力行為徹底地改變了，恐懼也具備截然不同的特質，但很少出現。還沒那麼受我歡迎的新現象則是，現今我還會產生各種不同類型的情緒，例如對進展得不太順利的人際關係的回憶、苦難、失望、願望、拒絕、模擬兩可、混亂、不堅決、同時間出現過度的衝擊、沉重感、癱瘓等等。這些體驗帶給我全新而尖銳的感受，彷彿它們先前曾被一種不透明、令人恐懼的帷幕隔離開來，而現在它們就這樣赤裸裸地呈現。同時我也知道只要我請求就會有人來幫助我，我確信令人不快的情緒將會過去，有些日子我較能掌握這一切，其餘時候這一切就像幾乎完全消失了一樣，而在某些時刻我會感到莫大的感激。

少了恐懼與過度苛求似乎不代表所有的困難都船過水無痕了。我發覺到即使我的孤獨此刻明顯有感地浮現，但它可以不必再永遠持續下去。除此之外，我至今幾乎毋須面對其他會使我感到無助的部分，而那會使我感到無助的部分現在也進入了我的意識中，例如彼此談判、忌妒的情感與感覺自己被排除在外，但也包括了不符合邏輯的意願、渴望與對某人的思念。我認識了說謊、不講述與不同觀點之間的差異。失望似乎作為新的體驗牽涉其中，但也包括其他形態的喜悅或靜靜地辨別出某人真的喜歡另一個人時會有的跡象。例如我的爺爺在冬天會比六點更早起床來加熱柴爐，以便讓我有個已經溫暖的廚房來處理我早晨的例行公事。我練習向他道謝作為回報，儘管我其實根本無法忍受在神聖的晨間自由中這麼地感覺受到干擾，但我還是練習看見隱藏在表面干擾行為背後那來自爺爺的好意。抑或當我忘記自己已經學會哪些事情，並只因懷有某種內在情緒就待人不友善時，透過一位好友生我的氣來感到被愛的事實，朋友對我的存在而生氣與產生情感這件事感動著我；雖然她對我表現她的憤怒，但我能看見她對我的關心在其中，這讓我感覺很好，雖非當下即刻，但在一些時間之後我就能感受到。我發覺自己是個被人需要的人，而非一再混進來的亞斯柏格現象。這不只帶來良好感受，也挑戰著我，要我現在開始成長並超越舊有的習慣。我看到某些亞斯柏格症的動力成為了根深蒂固的習慣，我很高興能透過聯繫和在情緒上知道其他人在「那裡」來讓這些舊有模式受到挑戰。

我慢慢領悟到，經過這些年的觀察仍無法真正參透的所有人際關係領域其實都與此層面有關。彼此間有關係、有聯繫並想要在一起、促進彼此親近之意圖而行動，或進行著代表愛的活動。這在化為言語上還很不成熟，換句話說，此處開始了一種對於非邏輯性（被歸納為荒謬，常會被我體驗為他人造成干擾與動搖之行為）事物的情緒性且非言語性的理解行為。有一些意圖會「相互支持」，不幫助、不干擾、不處罰、不企求某事、不期待、不糾正、不侵擾，而是為了要在一起；因為人們想要，僅此而已。而從中會產生出共通點，遊戲性地、深刻地、玩耍式地，以及更多的東西。我開始可以理解社會共處、社交互動與人際接觸，並能夠深入地瞭解幾乎已被我放棄掉的一切。這個謎團開始逐漸對我揭露，而此過程不僅美妙也相當地有挑戰性，這當中包含著我直到最近都還不認識的各種情感。

# 安娜・布蘭特（Anne Brandt）的生命史篇章

在我的人生三番兩次地撞牆之後，我決定勇敢嘗試最後一次重頭開始並轉換工作跑道。

我不想再思考那些常會拖累與阻礙我的困難與問題，不再苦思那阻止我真正成功的災難人生，而要向前看，一切就從升學開始。

我很快決定報名Bernard Lievegoed研究所的「綜合診斷學」課程，卻沒想到我會在那裡直接落入自閉症專家們的手中，而且自己所遇到的一切困難正好都是課程討論的主題。

現在不論我要不要，都不可免地必須再次去面對這些問題。

許多課程帶出的討論後來都證實了我的假設：我的所有問題與困難有個名稱叫亞斯柏格-自閉症。

我3歲時被父母引薦到漢堡的Werner Otto研究所，特別是基於我說話時有顯著的困難。我的頭被貼滿了導線，人們研究了我的大腦，但一無所獲。我的思考似乎沒有問題。我的語言之所以引人注意，是因為我講話太快，有嚴重的發音問題，而且始終無法順利結合語音。這種過度急促的「大聲吼叫」現象一直持續到成年，我時常無法理解，就好像我的嘴不願意順從自己。

在成年階段的初期，要與我聊天是相當累人的事。再者我也幾乎無法與人聊天，我始終只說自己感興趣的事情，且從不關心其他人認為重要的事，因此鮮少能成功進行對話。其實我到幾乎30歲才開始與人聊天，但這並非是因為缺乏基本的興趣，我始終認為這種批評很不公平；這只不過是人們對我而言是這麼地陌生且難以預測，而我花了很長的時間來學習瞭解這些機制，才能夠表現出我所感興趣的事物。

當我還是孩子以及剛成年時，我在其他方面也是很令人頭疼的：面對一件其實完全是平和的事情，我卻有可能會情緒暴躁與狂怒、固執且沉迷於特別的興趣。唉，生命不會隨著計劃進行，當發生突發事件或計劃遭到變更時，我會跟別人大吵一架，並且砰地一聲甩上門，我的家人應該常為了這種憤怒爆發的情形而擔憂畏懼。有時候根本不需要太多理由我就會發怒。當自閉症者在學校或在外面的世界必須大量工作時，神經很快就會一片空白，因此很容易就會爆發。

在家是最有可能放鬆的場合，因為家人會給予支持與信任。但基於上述的原因，家人雖未實際埋怨，但也常會感到嚴重受挫。

幸好家人在短時間的嘗試後就放棄送我去上幼兒園了，大部分的時間我都站在窗邊看著窗外，這是我賴以熬過上學時間的生存策略。某些人始終能引起我的興趣並且令我著迷，反之，一大群的同年齡者只會引發恐懼，因為他們吵雜又無法預測！我不看也不聽，並且忽視他們，如此一來就還可以承受得住。

我3、4歲就已經開始對數字與字母感興趣，5、6歲時我已經開始閱讀。我必須以某種方式來教自己閱讀，其實我凡事都是自己教自己的。因此開始上學的前幾年都不會特別困難，尤其是關於學習這部分。相反地，由於我極度偏好美麗的形狀，華德福學校的形線畫（Formenzeichen）是最能滿足我的事物。我沉醉於彎曲的形狀中，熱衷於將其一而再、再而三地畫在紙上。

然而課程內容漸漸隨著時間而日趨複雜，我越來越搞不清楚到底課程在教些什麼，並開始渴望具體的書面作業。我很想要有課本這樣的東西，因為「聽」故事我常會抓不到「紅線」（譯註：roter Faden，意為「主軸、重點」），一個故事的核心訊息是什麼？哪部分屬於點綴潤飾？這些我常都找不出來。我的口頭參與幾乎是零，但書寫在某種程度上一直都還可以。

低年級的下課時間還尚可忍受，大家常玩「官兵捉強盜」（Räuber und Gendarm），規則很簡單，我可以透過奔跑與扭打來釋放我的能量，而不必思考同學的心境與感受（反正我本來就不懂這點），我只須奔跑、抓人然後帶到目的地就結束了。

當後來同學之間開始出現取笑的行為，而我沒有能力與人爭執和排解時，小我3歲的妹妹曾為了我而跟我的同學們打架。

隨著年紀增長而下課時間日漸成為問題之後，我開始害怕下課。我覺得自己不屬於這個地方，既無法也不願意融入某一群體。我常被排除在某件事情之外，而這件事以我無法理解的方式令其他人忙碌著。

只要透過上課搞清楚每個人的任務後，我就能融入並扮演好自己的「角色」，然一旦涉及到小組自由工作、關係到無人領導的社交相處時，我便會絕望失措。忍耐、忍耐再忍耐，閉上眼撐過去… 下午時我會需要「個人的寧靜」，而這常會造成家人的壓力，自然也不足為奇了。

我開始以一種相當特定、連自己也無法解釋的形式而感覺到孤獨，我幾乎感知不到同年齡的同學，他們如此令人費解，以致於無法與其建立真正的友誼。但我其實很想要某個活在「我的世界」中的人，嗯，就像我本身一樣，這種渴望親近的模糊感受始終存在著，但自己偏偏卻又無法忍受親近。

依我看來，自閉症症狀並非是因為欠缺感受，而應該是感受太多，多到令人無法處理。只有黑與白，沒有灰色色調；一邊是憤怒與絕望，另一邊是巨大的熱情與喜悅，兩邊都會一再劇烈地從自閉症者的頭頂崩塌，而人們無法為其建立秩序。雖然自閉症者無法感知中間色調，但因為這中間色調確實存在，所以我們可以學習去感知，至少對我是如此。

這種聽任模糊情感擺佈的狀態令人害怕，也無法透過振作起來或正向意志來幫助它，此情形會不斷發生，然後就充斥著混亂狀態。

然而有影子的地方就有光，我一直都是這樣強烈地活著，直到今天也是，我也完全不想有所改變。只不過是這種感受不同於其他人，人們必須學會單獨處理它，這會產生某種特定的孤獨感，有時相當難以承受。我小時候從某天開始大量閱讀，美麗的文字吸引著我，詩歌的格律令我感動；但這也讓我不自覺地追尋著與自己相同的人們。因此我讀了許多人的自傳，他們各自有些不同之處，但當我成年後才接觸到自閉症本人的記錄，這也是我自身改變的起點。

我雖然在青少年時期看過「雨人」（Rain Man）這部電影，但可能當時還太過年輕而無法批判性地檢視自己，我只注意到一句話：吻是濕潤的。我後來的男友為此受盡了折磨，因為我無法忍受整個「接吻過程」，特別是在嘴上，我只感到噁心而不知道他人對此有何感受！

確實，我整個童年都會跟別人玩，人們也為我慶生（因為一般人都是這麼做的），外界為我籌辦了許多事，但這對我的感受來說其實並不需要。我後來也常把玩伴當作馬一般地來回驅趕，或以另一種形式將他們當作「玩具」；要是角色顛倒過來，他們很快就會說：「安娜又不想玩了」。除此之外，我有夠多的特別興趣要做，包括音樂、繪畫與閱讀，幾乎沒剩多少時間可以交朋友，這也意味著我很討厭「拜訪他人」這件事。

對我而言最好的遊戲，是用馬匹來建構風景，隨著年齡增長我也開始設計馬場的平面圖，並把它畫出來或是用積木來搭建它。

我很熱衷於經營馬場，會像個小小科學家一絲不苟地研究著文獻，那是在我大約10歲大時的事情。自己製作小冊子與資料夾，並演講關於騎乘技巧與馬術內容給所有人聽（不論他們想不想知道）。等到大一點後，我實際上也關心騎師與馬匹之間的完美溝通，而童話裡典型的悉心照顧以及馬會說話等等情節對我都是很陌生的。

當然我也會跟妹妹一起玩洋娃娃，我跟她玩了一陣子，但並不真的覺得有趣，相較之下，我們表兄弟玩的火柴盒小汽車還更有趣得多，人們可以將它們精美地排成多采多姿的長列車隊！

與同年齡孩子玩扮家家酒，例如扮演「爸爸、媽媽、孩子」或是與妹妹之間的「髮型師遊戲」全都提不起我的興趣。當與其他孩子在一起時，我大多在談論著馬匹（而且「請」永遠按照著我的想法與願望來做），不然就是常在沙坑裡玩建造美麗平坦的彎曲道路的遊戲，並感覺雙手中的沙子！

雖然我到大約15歲時都還感覺不到寒冷與疼痛，也不知道何謂憂傷，但對我來說，去經歷各種東西所帶來的感覺卻是無比地重要！

因此我也出現了想彈鋼琴的願望，這是來自於能夠以手指碰觸琴鍵的美妙感受，而且聽起來精彩這點本身就已經足夠了。

觸摸東西並忘情其中，這點長期以來都能安撫我，使我不致受這個世界的勞苦影響。因此在放學後的午後時光沉浸在我自己的世界中是至關重要的。阿克塞爾．布勞恩斯（Axel Brauns）貼切地將之稱為「（用手）梳理頭髮」（wuscheln），還用「直到產生一種含有獎勵的模式」這句話來對此狀態作了絕佳的描述。

我說過我長期以來都感覺不到任何疼痛，我不會發覺到自己受傷，所以也不會過度嬌氣。此外，我極少生病，要是生病了，我就直接躺到床上等到疾病過去，根本不需要任何人的幫助！所以當其他孩子對疼痛有所反應時會讓我無法理解與體會。很快地我也發現在這種情況下，亦即當其他孩子感覺不舒服時，他人會期待我出現一種我不可能會有的反應，我因此開始害怕這樣的情形，此外我的肚子也會持續隱隱作痛。

醫生無法解釋這些情況，並說：「這一切只不過是妳的想像，不要想太多！」所以我開始慢慢越來越感到自己是錯的。但我錯了，這其實是種全身性的感受。

現在我知道我的腸子在壓力下會暫時遭到封阻，而當狀況良好與健康時我就會更加意識到新陳代謝整體。另外我也習慣依據目測來進食，因為我的飽足感並不可靠，有些時候我會一直吃一直吃，但就是吃不飽，而有時只吃一口就足夠了，我會感覺自己已經吃得太多了，所以吃東西始終是個重點。

當我覺得某個氣味對自己太過強烈或某件事物太過吵雜時，別人也會叫我「別想太多！」在上述二種情況下我都會很快感到不舒服，並開始頭痛，例如當全家人晚上開車去聽音樂會，我的母親盛裝打扮並噴了香水，而我們全家坐在車內。

我第一次也是唯一一次去迪斯可時只待了一秒就馬上離開。

我表面上的天真也使我常在學校遭到取笑與霸凌。我總是全盤相信別人告訴我的話，即使這些話語是諷刺時我也沒意識到。別人可能會告訴我最瘋狂的故事，而我也會全都相信，例如若在加油站沒付錢就把車開走的話汽車會爆炸！而當時我至少已經20歲以上了！

在學校裡我從來都不懂班上同學說的笑話，大家哄堂大笑時自己卻完全摸不著頭緒。我無法參與一般的娛樂，因為一旦出現稍微異於他人的情況之後，自己便會感到沮喪受挫。但我其實充滿幽默感，相反地，我愛笑到令人難以置信的地步，而我一直最愛有真正幽默感的人！包括能自我解嘲這點就會讓人相當放鬆。

我也很不喜歡極其悲慘地看待問題，反而是很樂於抱著真正的興趣聆聽，但接著也要讓人能好好站著歡笑！否則整個生命就會令人完全難以忍受。

直到今日我終於懂得隱喻與諷刺，而我難以想像自己之前情況曾經那麼不同。正因如此，我以前也從來無法分辨他人主動示好（是真的對我感興趣）與禮貌的差異。人們在何時要跟何者講些什麼話？當某人問另一個人好不好時，他想聽到什麼答案？當最終再度發現這只是無意義的閒談，也就是表面的客套話時，我往往會感到無比地沮喪與失望。

人們滔滔不絕地講話，但根本不是真心的！或者他們說：「再看看」、「也許」，接著我就會隨這個「也許」而懸在半空中，之後的時間也都徹底地癱瘓，因為這個「也許」會開始在腦海中盤旋並阻卻了其他所有的想法。我總是最能跟會自行分類整理且說出自己真實想法的人相處。

社交層面上的尺度也很難拿捏，人們何時會太累而不想談論某個主題？因為人際關係首先要建立起一段聯繫，而當我喜歡某個人時我會進行得特別強烈，此時我就是無法領會到他人的界線，而我會帶給這個人莫大的壓力，即使這並非我的本意！我已經因為這樣而毀掉幾段友誼了。

僅管有上述這些問題，我的童年依然是很快樂的，這可能主要是因為家裡在不知不覺中提供了我一個治療性的環境。母親沒有上班，孩子不必上托兒所或是從褓姆手中被交接給外婆等等。所以說，即使我們必須常常定期搬家，父母的這個家庭還是相當穩定。而我在約5歲以後還是會對必須搬家這件事感到不安。

另外，家裡很快就有了不同的寵物，從豚鼠一直到小馬與狗都有。在最後一次搬家後我們也擁有一個更大的花園，且花園裡有果樹、莓果叢與蔬菜。

在整個搬家過程中我也從不會難過自己必須離開同學與其他孩子們，我其實沒差；相反地我後來總會告訴自己：「那裡沒人認識妳，是妳的好機會。」

我們會固定全家人一起用餐，往往都是簡單的食物，但完全考量到了孩子的口味，即使我是在之後才感覺到大人為我所做的重要方式。我們也會一年一度到丹麥過暑假，連續八年都住在同一間度假小屋裡會賦予生命可靠感與節律，我們在那裡也常跟農夫買蔬菜來自己下廚。

我父母對散步與健行的熱情也同樣具有療效。

而尤其特別的是我對騎馬的熱愛。馴服一匹體型小但狂野倔強的小馬會同時在許多層面影醒我，而從某個時刻起，這匹小馬會成為我的好朋友，這是屬於關係的層面。騎馬也讓我的肌肉張力開始建構，自我感受也因而提升，最終使我擁有更強大的同理心能力。

因為我一直可以獨自騎著這匹馬上路，之後也能騎乘其他由他人認養的馬，這種方式讓我多年來幾乎天天都可以騎馬，這當然比每週一小時的騎馬課更有影響。而我也為了騎馬及馬匹的事務開始與外界聯繫，我為此拜訪了同學，甚至還留下過夜，不過只發生過那麼唯一一次而已。另外也不斷有其他孩子會跟著來看我的小馬，所以我在10歲大時就已經教過騎馬課了。在一次慶生會上，我的小馬拉著六架雪橇穿過雪地，每架雪橇都各坐兩個人，還有一次我們搭雪橇去市集買東西，但當馬拉著滿載而歸的雪橇時繩索卻斷裂了。我的小馬始終陪伴著我，牠總會將我從房間中挖出來，使我不會一直躲在房間裡面。

此外，與馬相處比跟人相處要簡單太多了，我毋須應付無法預測的心情，因為動物誠實又不會記仇。

我從小就已經學到的一課：當騎馬時若某些事出錯了，其原因不在馬、而是在自己身上。但這不代表在與馬的相處過程中有某些事無法立即成功時我完全不得生氣！耐心不是我的強項，特別是當我無法透過思考來找出是哪裡做錯的時候。

在我大約18歲時這匹馬死了，儘管我早已將這匹馬送給別人

（因為那時連我也騎不下這匹肩高不滿一公尺的小馬了，而且我們全家要搬到法國兩年），但我依然哭了且流下生平第一次的眼淚。

我生命中一段極陰暗的章節隨著旅居國外的這段時間而開始。這真的是趟恐怖之旅，同學們讓我感覺非常、非常陌生，我在班上完全無法融入。而當我在人生中首次出現一位像男朋友一樣的人時，他卻愛上了我的妹妹，我只不過是多餘的備胎。但我們之間友情的結束其實根本沒那麼糟，糟糕的是他曾像是我在學校裡的一線生機，而如今學校又重新令人難以忍受。除此之外，老師與同學也逼著我開始用法語溝通。語言本身根本不是問題，我早就透過聽喬治·巴頌（George Brassens）的歌曲卡帶來自學，只是我不清楚該跟同學們談些什麼（為了不想直接跟同學交談，我用寫作業來防止重大災難的發生）。學校每天上課到下午四點半，再加上家庭作業，我幾乎沒有自己的時間，這也額外消耗了我的力量。

當二年的時間到了以後，我相當低調地返回漢堡。我在漢堡又重新進到一個全然陌生的班級，因為我在法國重讀了十年級，而且從未真正地從這段經歷中恢復過來。

一般人的確可以對許多事情隨機應變，但對於我來說，從「確定狀態」到下個階段的每次變換都必須用盡我全身的力量。事情過後我始終感覺自己像被「絞肉機翻攪著」。

接下來在十二年級的課程安排了到義大利的藝術之旅，全班同學在同一間房間睡覺，床墊靠著床墊，一起吃飯，並且一起搭同一輛公車到不同的城市去參觀博物館。這裡明顯有太多的「一起」，我感覺越來越悽慘，睡眠尤其糟糕，很快地我就生病了。我花了一天的時間休息，削削馬鈴薯皮並保持極度的安靜，然後我還是撐過了剩下的時間。

大約15-20年之後我在一次與當時的負責老師談話中得知，她瞭解我的狀態，也知道我可能會生病，當我發燒時，她介入處理並確保我能夠有安靜的空間。假如是我自己處理的話，我可能會在次日又爬起來，然後繼續參與活動直到自己崩潰為止，因為我只能模糊地感知到生病狀態本身。此外我也沒將自己的狀態與外界結合，當時的情況容不下它，它既不屬於其中也不在計劃中。所以非常幸運的是有人能察覺到我的異狀，而且是還沒等到我自己主動告知無法再支持下去時 — 因為在如此的狀態時已沒人可以進入我的世界了。

# 人類學觀點對自閉症現象的理解[1]

蕾娜塔・威斯普勒爾醫師著

自閉症是在過去10到15年之間才被大眾意識到的一種現象。人們起初認為被確診患有自閉症的人數上升的原因是因為之前大家只將這些人當作異類而忽視，直到現在才給他們一個診斷。這確實可以解釋一部分的自閉現象增長的原因。但除此之外，也有證據證明此現象在過去幾年之中確實大幅提升，而且全世界皆是如此，特別是在高度工業化的國家中，兒童受影響的程度相當驚人。因此我們必須將自閉症問題視為一種時代現象來探討，包括父母、老師、駐校心理師與醫師都需要學習辨認與瞭解自閉症的典型行為模式。唯有如此我們才能正確地找到與這類兒童及青少年的相處方式。

伴隨自閉症出現的症狀相當多元因而令人感到困惑，但依然可以找出一致性的原則來讓我們做出合理的診斷，並可以進一步討論自閉症譜系。每個患有自閉症的人都是獨一無二且無可替代的，就跟一般人也都有個別性是一樣的情況。那麼人們又可以從多樣化的症狀中整理出什麼一致性呢？而其原因又是什麼呢？

美國兒童青少年精神病學家雷歐・康納爾（1894-1981）與維也納的小兒科醫師漢斯・亞斯柏格（1906-1980）二位個別進行

研究的醫師，在上一個世紀的40年代首度描述了該現象，此後對於自閉症原因的疑問一再重新被提起，但至今都找不到一個真正令人滿意的答案。已知的一點是自閉傾向會在遺傳潮流中被傳遞下去，此外，現代科學對大腦的研究也在自閉症者的大腦中發現了一些特性，這會導致相對應的解釋模型（Erklärungsmodell）。這些腦部變化被視為其症狀的誘發因素，但腦部為何會產生這些變化則依舊未解。自閉症因此被看作是一種成因不明的人格失調，然而，自閉症傾向的人們反對這種失調的概念，他們要求他人將自己視為有特定管道來接觸世界的人，而且他們也擁有日益受人認同與重視的各種能力。

現在我們要嘗試藉助魯道夫・施泰納的人類學來找到認識自閉症譜系現象的可能性。

## 一則來自診所的例子

首先我想敘述一個來自我的診所的例子：

一位16歲女孩跟她的父母一起來找我。她走路顯得笨拙、身高很高、很瘦、四肢瘦長。她在診療室的一張椅子上坐下，愣愣地看著她的父母而不跟我建立聯繫。她的頭髮強健得令人驚訝，檢測顯示她的腹壁非常堅實緊繃而按壓時會疼痛。她的父母告訴我，她十個月大時直接略過爬行開始走路，語言發展也很早開始而且很快就能完美地講出整個句子，但卻需要很大的力氣才能講清楚。她長期苦於顯著的便秘現象，當問及其飲食行為時，父母起初回答很好沒問題；但更仔細詢問才發現這個「好」其實是要相對地來理解。在她還是幼兒時，有幾個月的時間除了某種特定的糖漬水果之外啥也不吃，後來好一段時間只吃特殊裁切造型的香腸片。這種極端的片面性從她6歲開始有所改善，但她的飲食行為仍舊是偏食。她長期咳嗽，一天之中她會多次表示感覺自己吸不到空氣，人們常試圖去解釋，但卻找不到造成咳嗽的原因。她從童年初期就睡得很少，也不認識疲憊的感覺。僅管她年齡已增長，怒氣卻總還是會猛烈發作，不過這從未發生在住家以外的地方，只會在她熟悉的環境中發作，特別是在她的父母身上。起初她就讀一所華德福幼兒園，但後來因為她完美的語言天分，所以被安排到一間外語學校就讀，她很快就學會流利地講那裡的語言。但談到成績，那個外語學校對她卻是負擔過重的，特別是算數讓她相當辛苦。接下來她轉學到一間華德福學校，父母希望這個學校形態會更適合她。父母體驗到自己女兒的特殊性，卻無法分辨這到底是什麼問題，而且他們只有這一個孩子，所以更希望這所新的學校能讓她較輕鬆地建立社交聯繫。她在這所學校真的也過得比較好，但她依然無法融入群體，像是個局外人。一位發現她的問題的老師促使她接受了適當的診斷，父母首先看到的是他們的女兒在社交上的孤立，女孩自己也證實她交不到朋友很難過，但人們搞不清楚這是否真的困擾著她，因為說話時她總讓人感覺到她對自己所說的事似乎毫不在乎。

我們在這段論述的尾聲還會簡短地報告一下對她的治療，但在此案例中除了治療之外，向女孩還有父母說明她是自閉症的

「症狀帶原者」（Symptomträger）也很重要。如此一來上述的「古怪現象」才能受人理解，而隨著時間也能更易於被她自己以及她的環境所包容。這些症狀有哪些呢：

*自閉症譜系（AS）的症狀*

- 無法成功與他人接觸。難以或根本無法瞭解表情、手勢與其他非言語的訊息，且自身心魂也無法透過他人通用的肢體語言來表達自己。這會造成社交怯弱甚至於完全的孤立。
- 可能會出現不同程度的儀式化行為模式。其特定的行動流程會像強迫症地進行，還可能會增強成為自殘行為。可能會出現同樣具備強迫特徵的恐懼現象。而固化趨勢更會滲透到內在與外在生命的所有範圍，這尤其呈現在執著於特殊興趣領域這一點上。對食物的選擇可能也相當片面化。
- 對感官印象有不同且更加強烈地體驗。他們不是逃避感官印象，就是會有目的性地去追求感官印象。
- 部分的人會在前面提到的片面興趣領域中贏得淵博的知識。此時人們稱之為學者症候群（Inselbegabung）。
- 學習講話會以相當獨特的方式出現變化。語言若非毫不費力就是要大費苦工才學得會。看待語言意義的方式不一樣，語言會按照字面意義受到理解。說話的旋律可能極為單調。
- 假如完全無法言語，或者語言學習出現嚴重障礙，這種自閉症類型會被歸類為所謂的嬰兒自閉症（Frühkindlicher

Autismus）。但也有些孩子會以驚人的速度，而且完美地學會語言，人們稱後者為亞斯柏格症候群（據此，上述的青年女患者應該要被歸類為這類型的自閉症）。然而這種區別並非真正合理，因為有些自閉症的人，他們既無法完全歸納為前者，也無法歸類為後者。因此這個區別法已逐漸被遺棄。

上面列出了對自閉症症狀範圍的概述。接著我們要更仔細地檢視這些現象，同時對它們進行補充。

*對自閉症譜系的解釋途徑*

我會研究此主題是因為受到了英格麗德・魯爾曼的啟發，她是漢堡Bernard Lievegoed研究所的研究員，並基於與自閉兒的相處經驗點出自閉症症狀與生命覺失調有關。後來我發現，卡爾・柯尼希早已討論過此關聯性。[2]他還額外提出了所有感官的過度敏感性來作為此失調現象的突出症狀。他利用魯道夫・施泰納「治療教育課程」（Heilpädagogischer Kurs）中所謂的過度膨脹的歇斯底里（übersteigerte Hysterie）來說明此過度敏感性。我認為這種對感官過度敏感性的解釋是不夠令人滿意的，但針對感官的提示卻是很重要的，因為各項感官及其功能在此背景中具有一種特別的意義。所以假如我們想瞭解自閉症現象，就必須研究感官。

*身體感官對兒童健全發展的意義*

為了能夠判斷一個器官的失調現象以及其在人體內的過程，

首先必須瞭解其健康的進程。因此我們在此首先要觀察健康的感官及其功能。

我們已經相當瞭解感官對兒童發展的作用與意義，所以在此只會簡短點出這些進程。

為了在地球上開啟一段生命，人的心魂與吾會離開誕生前的靈性世界，並與物質身以及生命組織結合，後二者源自遺傳之流，即來自於父母與祖先，並會在這次的入世過程為孩子的肉體所用。人的二個部分 — 即天堂與塵世的部分 — 在誕生的那一刻尚未真正地結合在一起，此結合必須透過感官的活動來建立。首先尤其是那些針對人類自身肉體的感官，包括觸覺、生命覺、自我運動覺與平衡覺，因此我們也將其稱為身體感官，藉助身體感官，孩子仍屬於天堂的部分會認識他自己的身體，進而使二個差異極大的本質領域之間能夠彼此結合。

**觸覺**使孩子的靈性層面能與自己物質身體的物質之間建構一種關係。它是唯一能讓我們感知到地球以及我們自己的身體之堅牢度的感官，此堅牢度會傳遞給孩子一種深刻的存有感，這能在整個後續生命過程中傳達出一種安全的感受，此外，孩子還會經由觸碰體驗而意識到他的身體界線，如此一來便能夠發展出一種擁有自己的內在世界的感受，此內在世界與外在的世界相對應，而接著在這個內在世界中便能夠形成最初的「吾」感受（Ichgefühl），這種感受會成為孩子將來能辨識另一個人的

「吾」本質的先決條件。

孩子透過**生命覺**獲得與其生命力量之間的關係，這些力量會在乙太身的組織中發揮作用。這點在之後還會再討論到。

經由**自我運動覺**的活動，孩子能將他的肌肉系統形塑成適合他在這個世界活動的工具。肌肉逐步成熟以及連帶的神經成熟替孩子的心魂創造了可用的工具，使其能存在於身體之中：心魂能藉助此運動組織自由活動，透過表情與手勢來表達自己，但也會去學習瞭解語言，最終藉由語言肌肉組織的幫助，它能夠自己學會說話，並透過因運動而成熟的神經系統來為自己創造想像性的思考基礎。作為心魂載體的星辰身會藉由運動覺而沉潛至肌肉系統中，並以此方式與它的身體結合。

**最後多虧有平衡覺**，孩子才能夠保持直立，而透過直立，頭部與安居其中的大腦所需要的身體條件被創造出來，這是孩子為了能發展出思考所需的要件。我們的大腦「漂浮」於腦脊髓液中，它因而變得很輕且在很大程度上脫離了地球重力。此外透過直立還形成我們人類特有的能力，能在所有一般的運動之下維持頭部最大程度的平靜，孩子藉此獲得了安靜注意的能力，將來所有有意識的學習過程都需要此項能力。人們也可以說：「吾」組織利用平衡覺為自己在孩子體內創建了一處居所。

上面簡短地描敘了初階感官在兒童發展中的活動。但我們必須要問，在感知的進程中究竟發生了何事，感知才得以完成？孩子為何能透過初階感官的感知活動來掌握其身體呢？

孩子當然不僅只利用身體感官來掌握身體，他也會透過其他感官來習得各種能力，例如透過體驗母親的微笑並回應的方式來學習微笑。人們如何能透過模仿的方式來學習呢？

## *感知過程中的乙太身活動*

我會有這個疑問是因為我們知道，當一個孩子無法回應母親的微笑、進而本身也學不會微笑時，這是種相當嚴重的自閉症症狀。

每次模仿首先都會透過一段感官過程而啟動，但被感知物在純粹的感官過程中起初仍是異物而已，我們尚未與其結合。孩子所感知到的事物如何能夠在其心中轉換成為內在體驗，甚至喚醒孩子體內的能力，讓他親自去模仿被感知物？

魯道夫．施泰納描述道，例如當以眼睛或耳朵感知到東西時，我們會將一部分的乙太身連同我們的注意力一起送到我們想要感知的那個事物之上，當我們的注意力熄滅時，此部分將會再度回來與自己結合，他談到「乙太性的觸手」，就是我們在無意識中將注意力伸到物體上，接著再度收回來的力量。[3]

如此一來便產生了下一個疑問：在感知過程中我們為何會有乙太物質可供使用，這是什麼樣的乙太物質？

我們必須再退一步依據此觀點來觀察乙太身。

魯道夫・施泰納給予生命組織不同的名字：乙太身、生命身或建構力量身（Bildekräfteleib），它會建構、塑造並維持我們一切的生命過程。不過魯道夫・施泰納也稱它叫時間身（Zeitenleib），因為它總是在過程之中發揮作用，所以處在不斷持續的時間之流中。我們也要瞭解到液體乃是此組織在地球上的媒介。

*七大生命過程*

在此關聯性下，魯道夫・施泰納還不斷談到在這些乙太過程的背後有某種特定的規律性作為基礎，他說明了一切生命過程固有的七大步驟，這些步驟彼此之間可加以區別。我們藉由食物處理過程 — 這是此生命組織的一項重大任務 — 來理解這七大步驟的典型：

第一個過程步驟是食物的吸收，而食物來自礦物、植物與動物界中，那些對我們的身體而言是相當陌生的異物。魯道夫・施泰納稱這第一步為呼吸（Atmung），因為此處首要的重點在於食物的攝入，就像我們呼吸時將空氣吸入體內一樣。我們藉此過程將外界的一小部分吸收進我們之中。

第二步為對食物的首度調整，使其適合我們的身體。經吸收但仍陌生的食物會被混入唾液、搗碎，一開始機械性地透過咀嚼、接著化學性地透過胃酸，同時它會受到加溫來符合體溫。魯道夫・施泰納稱此過程步驟為升溫（Wärmung）。

當胃中對食糜的研磨告一段落後，它會作為供應我們的營養而離開胃部。這便是第三個過程步驟，魯道夫・施泰納稱之為滋養（Ernährung）。

業經研磨的食物流會在十二指腸中受來自肝臟與胰臟的消化液處理，使其一部分能夠被吸收進血液中。這些消化液會除去食物中對我們的最後一點異質性，使其成為一種能夠被腸道絨毛組織吸收並直接進入到血液中的物質。在這個跨越門檻的過程中，個別物質都必須穿越一個「零點」（Nullpunkt）、必須像在血液中重新形成，而現在這些物質將能夠為我們建構身體物質。食糜中那些生命體所不需要的部分會被排泄掉。魯道夫・施泰納稱此第四個雙重的過程步驟為（內在與外在的）排泄（Absonderung）。

已經成為了身體物質的食物現在可以維持身體，並藉此使個人能夠繼續存活。魯道夫・施泰納稱這第五個過程步驟為保持（Erhaltung）。

而如此一來也形成了第六個過程步驟的先決條件，亦即發育（Wachstum）。

最後，一切有生命的物質必須能夠繁殖，能夠再創造新的生命，因為死亡本也屬於生命的一部分。此過程最強烈的形態出現在胚胎形成過程中，因此這第七個也是最後一個過程步驟乃是繁殖（Reproduktion）。

我們透過食物處理的例子來檢視這七大生命過程。魯道夫・施泰納在一次描繪中對此論述加以補充，他說食物在前三個過程步驟仍屬於存在我們體內的外部世界，唯有加上來自肝臟與胰臟的消化液，食物才能個體化、才能真正成為自己的身體物質。[4] 為了達成這點，上端的層次必須在此處支持生命組織，因為生命組織無法獨自完成這樣一種轉換步驟。吾和星辰身的力量會在新陳代謝過程中無意識地作用著，這些力量會凝聚到消化液中，並對物質進行個體化。因此第四步乃是關鍵，它使物質能夠融入、並從外界物質形成自己個人的「受吾滲透的」（durch-icht）身體物質。不過這並非乙太身的唯一活動。我們之前已談到在感知過程中會有作為「觸手」形式的自身乙太物質可供使用，為了能更加瞭解此過程，我們現在必須試著更仔細地理解生命覺的任務以及它在孩子體內的發展過程。

*生命覺與其健康發展*

讓我們想像一個嬰兒，一開始他（像魯道夫・施泰納所描述的）還完全是個感覺器官，這意味著他只體驗到那些透過感官湧入的印象，因此他會體驗到純粹的感知。我們很難想像何謂純粹感知，因為我們作為一個大人在面對每次感知時都會馬上獲得概念，但嬰兒沒有這些概念。各種感知會在未經任何概念緩衝的情況下進入到他體內，所以與嬰兒有關以及發生在他周遭的一切都會對他的整個生命產生重大影響。

現在透過生命覺，嬰兒能夠感知自己體內正在發生什麼事。

此感覺器官乃自律神經系統，它透過最細微的神經脈絡滲透所有內部器官，直達個別細胞之中，並以經由感知的方式將體內一切的生命過程連貫起來。嬰兒首先能透過此生命覺來感知其一切的生命過程，他是否吃飽或缺乏食物，肚子內是否有東西不對勁，他會首先透過此感官來體驗所有的一切。生命覺會在此最初階段讓所有新陳代謝過程直接進入嬰兒的夢幻意識之中，透過此方式，孩子的上端本質就能夠與在身體中發揮作用的生命組織結合。

誕生短短幾週後生命覺會開始慢慢改變，它會逐步將對新陳代謝過程的感知與孩子的意識隔離，如此一來嬰兒就不必再感覺到腸道中每個不尋常之處。接下來生命覺只會傳遞一種像是新陳代謝過程的概要訊息，這是一種只會微微滲入到意識中的心理感受。其結果是一個孩子在1歲的尾聲不必再因為想要食物而哭叫；相反地他現在會體驗到飢餓感，而且不用透過哭叫也能將其表達出來。現在每當飢餓、口渴與疲憊時，生命覺會靜靜地在我們的情感生命中通知我們，好讓我們不致於忘記身體的需求。所以一種健康的飢餓感乃是生命覺發育成熟的跡象。

隨著生命覺的成熟，同時還會發生另一個過程。原本乙太組織完全被新陳代謝綑綁的部分會因而日益自由，而現在 — 如魯道夫・施泰納所說 — 能夠供學習與教養過程所用，他說首波換牙即為此自由過程的表現。[5] 我們都認識乙太力量在頭部的自由過程，它會隨著第二波換牙從身體過程中釋放出思考力量，這讓孩子能上學學習。但在1歲時的重點不是這個，而應該是在另一個類似的過程上：此處獲得釋放的力量仍被綁在身體上，但卻會供幼童的感官感知過程以及與之相關的模仿過程所使用。

*經由感官過程的身體建構程序*

因此我們可以瞭解到上述的乙太觸手會協同哪些乙太力量工作。但究竟如何產生模仿、孩子如何能像魯道夫・施泰納描述的那樣，根據感官印象建構出其內在器官？一段感知如何能轉變成能力或甚至成為身體的建構過程？我們描述了乙太組織的身體建構過程與其在食物處理程序中的七大過程步驟。難道在感官感知過程中不會有類似的過程發生嗎？

針對這個疑問，魯道夫・施泰納於1916年8月12日在多爾納赫（Dornach）所作的演說[6] 提供瞭解答，對我而言，該演說內容就是理解自閉現象的鑰匙。

魯道夫・施泰納首先敘述了十二感官，並將其與黃道十二宮聯繫起來。他把十二感官寫在黑板上、圍繞成一個圓圈，並將觸覺置於我們一般會畫上的牡羊座的位置（左邊外側），他繼續將生命覺寫在金牛座的位置，直到在雙魚座的位置上寫上了人我覺為止。他解釋道，作為黃道十二宮呈現在大宇宙者，會以感官的形式體現在小宇宙上。接著他在這個圓內畫了另外六個同心圓、將七大生命過程填入這中間的空位裡並說道：就像大宇宙中的行星會穿越黃道十二宮一樣，在小宇宙中，生命過程也會穿越感官。他在此處補充了我們已經在營養部分描述過的內容，即感知作用在前三大生命步驟時還停留在外界，要等到經歷第四個生命過程，當心魂以及吾與感知作用結合後，它才會內化或是個體化。

我認為對每種感官過程而言這其實皆為一種整合過程的確認，我們在此過程中從外部納入某物，並透過這七大生命過程來調整自己。因此就像在腸道中的過程一樣，此處也必須有心魂與吾的參與，如此一來我們才能與被感知的事物真正結合。這在我們成人身上主要是有意識的心魂力量在此時介入，特別是當我們有意識地參與感官感知過程時，此力量便會介入。但在年紀較小的孩子身上，此工作起初還完全由在其身體上進行著無意識建構工作的上端層次所主導。

而我們也已經提醒過，幼童感官與我們看待世界的方式之間的另一個根本差異在於：我們的感官過程會因不由自主產生的概念形成作用而弱化；但幼童還不具有任何概念，他只有「純粹」的感知，其上端層次會藉助各種感知而直接在身體進行器官與物質建構的工作，[7] 正因如此，這些上端的層次才能夠產生如此深刻的身體建構作用。

在我看來，這種朝向身體內部建構的模仿能力在自閉症譜系現象下出現了某種程度的障礙，這引導出下列一點：自閉症現象並非感覺器官本身內部的一種問題，而其實是種感官處理失調。由於我們現在知道這是由可供運用的乙太組織所主導，所以我們必須推斷，自閉症最終可歸因於此乙太組織的虛弱。我們現在要個別檢視並且驗證這點。

*新陳代謝過程中的乙太組織孱弱*

我們首先須假設若自由的乙太組織遭到削弱，那麼在新陳代謝過程中工作著的生命組織也必定跟著衰弱。事實便是如此。事實上自閉症狀患者身上永遠可以發現不同程度的食物不耐症，這些人的病史幾乎總會提到在童年早期曾有嚴重的哭喊狀態與/或營養失調現象；這些現象往往隨著年齡增長而有所改善，但依舊會持續 — 有時是隱藏性地 — 存在著。用以克服陌生食物的力量不夠充分，食物因此多少產生了毒害的作用。調整飲食（無麩質與酪蛋白）會有如此驚人的效果即證實了這點。[8] 這些人通常也很嬌弱，體重往往過輕，在這層背景下人們會用王子與公主來表達這些孩子（或是也包括了成人）的合成乙太力量不足，無法抵抗星辰身塑形與分解的力量。這些症狀經常不受重視，但我認為它們也必須被視為是自閉症狀的原因。

我們現在試著從這種不完整的感知過程的角度來觀察可能出現在自閉症譜系現象中眾所皆知的多元症狀。

*不夠成熟的生命覺*

我們從生命覺開始，我先前已經提到此感官跟自閉症聯繫在一起，這相當易於理解，因為上述問題將特別快速地呈現在此感官上，而且只要輕微的自閉症譜系就已經可以看得到。每個感官過程我們都可區分三樣事物：首先為感覺器官，其次為欲感知的物體，第三個則是在器官與欲感知物體之間建立關係的感知過程本身。當生命組織弱化時，生命覺上的這三大領域便會出現某種程度的改變。生命覺所要感知的物體乃是新陳代謝，而此過程因乙太孱弱之故無法好好工作，其後果是作為生命覺的物質器官的自律神經系統未能正確成熟，故也無法健康地從事其工作。如此一來就沒有足夠的乙太物質獲得自由，也無法推動感知處理的過程，這又會衍生另一後果：這個在生命覺與新陳代謝過程之間建立關係的感知過程，將無法正確地進行。

基於此情形會形成不同的症狀：

由於生命覺於生命初期並未成熟，對新陳代謝過程的有意識感知會繼續存在。生命覺不會為腸道中的過程提供防護，也因為新陳代謝未能好好工作，所以這個部位會持續出現不適，肚子痛與（當強烈不適時）內心煩躁不安都是可能的後果。重度自閉症者常出現的持續不安現象必須與上述內容一起檢視。

另一個症狀是欠缺飢餓感。未發育成熟的生命覺無法讓身體對食物及睡眠的需求在心魂中轉變成體驗，因此我們可以理解這些人缺乏與食物的良好關係，而睡眠也經常受到干擾。他們會很清楚地感知到食物在他們腹腔內的過程，以及什麼對他們有利或是有害，因為他們的生命覺使其直接感知到消化過程。如此一來便可理解這些孩子如此偏頗的飲食行為是難以透過養育措施加以影響的。基於相同理由，他們也會相當精確地感知到藥物在其體內所產生的影響，因此我們這些醫師可以向他們學習。

藉此，我所觀察到頻繁出現於較輕微自閉症病例的便秘現象也變得可以理解。透過強烈身體感知作用，他們感受到身體感覺改變的不舒適 — 此情況是於直腸部位內 — 以致於他們會試著用盡一切辦法阻止排便。

但生命覺失調的主要問題在於：提供給感知過程的乙太物質僅有少許或根本無法獲得自由，如此一來，其他感官的一切感知處理作用也會徹底改變。我們已經詳細探討過，感知過程會因此而無法個體化，它們維持著陌生的特質，依舊屬於外界。當我注意觀看一個物體，並藉此與其結合時，我就會自動忽略掉許多環繞在此物體周圍的可見之物，而我自己決定要將注意力投注在何處；現在當這個與被感知事物結合的過程無法成功進行時，世界會繼續留在外部，如此一來想從眼花撩亂的現象中過濾出單一事物就會相當困難。但由於感官本身是健康的（例外者為生命覺以及我們會接著探討的高階感官：思維覺、語言覺與人我覺），它們會帶給當事者一種無法忽視的印象洪流，彷彿要將人淹沒了一般，這些人接著可能完全無法招架這些透過嗅覺、味覺、視覺與聽覺所獲得的感官印象。

當然所有感官不會永遠都受相同程度的影響；乙太層面的衰弱度也是差異極大，並會以不同形式展現在不同的感官過程中，但我們現在隱約意識到這些人碰到了什麼情況。令人眼花撩亂的感官印象洪流會造成不安與刺激感，這點還會受到另一種現象的影響而加劇：澳洲的自閉症患者唐娜・威廉斯用「意義麻木」（Bedeutungstaubheit）一詞來稱呼此現象。[9] 意指無法理解被感知事物的含意。感官印象本身會因此變得更加劇烈與令人恐懼。為何會無法理解含意呢？為了瞭解此現象，我們必須深入研究思想覺。

*發育不良的思想覺*

唐娜・威廉斯創造了意義麻木一詞。當隨著年歲漸長而狀態有所改善時，她能夠瞭解到事物的含意在以前從未對她揭示過。她見到一些東西時能叫得出一部分的名字，但她無法瞭解它們的意義。我們一般人當然有著可透過形成想像來整理自身感官印象的能力，而且從小就透過利用思想覺來感知大人的想法的方式來學習事物的含意，如此一來，我們學會理解事物彼此之間的關係。之後隨著發育成熟過程我們才開始自己主動地去領會想法，所以兒童需要藉助思想覺來理解其他人的想法，然後再進一步學習自行思考，之後就不再只仰賴對其他想法的理解，而是能夠找到直接通往想法領域的管道，這些想法是大人可以透過直覺而直接獲得的。[10] 不過兒童首先必須透過思想覺從大人身上獲知事物的含意。

這會產生一個疑問：何謂思想覺？如魯道夫・施泰納所說的，思想覺的器官乃是我們的生命組織（只要它存在於我們的物質肉體中）。[11] 所以思想覺係由生命覺的活動所產生，生命覺使孩子在童年初期能夠將生命組織建構到自己的身體中。

假如上述過程無法順利完成，我們就不難理解思想覺器官為何會發育不良了，而且如我們已多次描述過，思想覺的統整過程也會不成功。因此我們能夠瞭解唐娜・威廉斯為何提出意義麻木一詞，透過此概念我們便可理解自閉症譜系者為何難以明白玩笑與諷刺。欲明白這種說法的趣味或意義，人們必須能夠直接接收與領悟他人的想法；自閉症者辦不到這點，他們對凡事的理解皆為字面所示，這點又使他們更難以與他人接觸。

當我們將消化過程中的不適感以及被（在理解行為中無法匯聚成一個整體之）感官印象淹沒等情況納入考慮時，便能夠瞭解自閉症的許多現象。特別是我們現在大致可以瞭解生命體驗在這些條件下該有多艱苦，有時更令人無法承受。為了能更加理解自閉現象，我們還需要探究其他感官。

*無法進行消化處理的觸覺*

唐娜・威廉斯替自己的自傳下了「當你觸碰我時，我可能會消失」（Ich könnte verschwinden, wenn Du mich berührst）以及「假如你愛我，就會與我保持距離」（Wenn Du mich liebst, bleibst Du mir fern）的標題，這表達出許多自閉症者的基本感受。因為觸覺體驗未能真正地融入身體，上述的自我情感與安全感也無法形成。每次觸碰都是陌生且無從理解的感受，所以使人害怕，其後果是自閉症者也沒能好好地入世，鮮少與自己的身體發展出關係。阿克塞爾・布勞恩斯在其自傳中描述了此點[12]：疾病中的劇烈疼痛對他不是痛，相反地，疼痛會在他身上引發一種強烈的幸福感，他藉此首度感受到他的身體，並進而能感覺到自己存在於身體之中。

*未發育成熟的人我覺*

根據魯道夫・施泰納的說法，自我覺器官乃是我們物質身體的整體性。[13] 當一個人缺乏與自己身體的正確關係時，此器官也無法充分供其使用，其後果是難以或根本無法辨認其他人。我們一般人本來能透過自我覺而馬上掌握的人臉會變得無法確認，且因為（不會直接透露含意的）臉部表情不斷變換而會相當折磨人，所以他們會避免眼神接觸。我有一位稱自己為「亞斯柏格症患者」的病患曾雙眼看著我很長一段時間，這令我很驚訝，我問他怎麼辦到的，他回答說他透過土法煉鋼的方式學會了正眼看人這件事，但他現在卻不曉得該看我的右眼、左眼、或是該看我的嘴巴。因此一位自閉症譜系患者觀看他人時並不會產生統一的印象，對他而言，每張臉都是由各式細節所構成的，他無法或須費盡苦工才能體驗到一張臉的綜合意義。而我們一般人只要透過自我覺便可直接明白此意涵。所以我們不難理解為何這種體驗會使他們不舒服而盡量去避免。

如此我們便面臨另一個與感官感知結合的現象。我們的感官性的感知幾乎永遠都是不同感官印象的組合，它們會自動作為感知內容進入到我們的意識當中。簡單舉個例子：透過視神經，我們的眼睛只會傳達顏色印象與亮度差異給我們，多虧有眼部肌肉我們才能感知形狀，藉助眼部肌肉我們得以迅速地捕捉注視中的物體。也就是說我們無意識地融合了視覺印象與運動覺印象，並且根據自身經驗來附加概念，接著例如會說：我看到了一棵菩提樹。多虧神經系統我們才有這種能將眾多單一感知彙整成統一感官印象的能力。魯道夫·施泰納在治療教育課程第一講中討論了人體中的一種合成匯整能力，而神經就是在其進展中建構形成；多虧有此匯整性的湧流我們才能獲得我們所感知的內容。在自閉症譜系患者身上有時不會發生這種不同感官印象之間的網絡化過程，這也明顯增加了生活的難度。至於這是否為思維覺或自我覺的問題，或者其實是相當個人化的議題，此問題仍有待商榷。

但我們有必要認識到這點是某些患有自閉症譜系的人的另外一項問題。

在此背景下我們現在能夠瞭解大量的已知自閉症狀。

我們從重度自閉症開始看起：這些人外在給人的感覺是他們彷彿只活在自己的世界中，且完全感知不到他們周遭的任何事物。但我們現在知道他們其實無止盡地感知到許多事物，世界對他們來說只是純粹由各種細節所構成，這些細節並不具意義與關聯性。而且對他們而言，某些感官印象的強度達到了一定程度的恐怖體驗，再加上結合了來自身體的強烈不適感，會導致其中某些人產生（有些相當激烈的）自我傷害現象。他們彷彿想以此方式來獲取一種身體感受，或也想利用此強烈的自我感知來麻痺其他一切痛苦的印象。

透過其制式行為，如以雙手搧風或是不斷重複的動作流程，他們創造了自己的感官刺激，這會保護他們不受到感知外界的沉重負擔所傷害。這樣一來我們便可理解他們對於特殊觸碰體驗、惡臭氣味或是強烈光線刺激的偏愛。若這些自行引發的感官刺激繼續增強，便能夠幫助心魂離開身體，而且由於這些人缺乏與自己身體的關係，故能相對輕易地辦到這點，也因此他們從外部看來給人會如此「殘疾」的感覺，但這對他們來說卻是個逃避來自於自己身體與來自於周遭之痛苦印象的機會，也是能在一定程度上安穩度日的可能性。

假如症狀沒這麼顯著，便會出現眾所皆知的逃避行為與門檻恐懼（Schwellenangst）等情形。面對新狀況會恐懼且會逃避，因為未知印象令人極其困惑。此時制式行為也會是種幫助，這會對此令人不安的世界提供倚靠，因此自閉症者常會對制式行為產生強烈的需求。這些孩子的典型情況是在他人面前，或是在學校裡都很「乖」，但這個乖是因為他們受到無法理解的印象的影響，彷彿是陷入壓力之中才形成的，因此他們的身心會越來越緊繃。當他們接著回到家而處在熟悉的環境裡就會開始釋放這種緊張，此時可能出現嚴重的發怒現象，而特別是那些他們熟悉的人會遭殃。整個家庭系統都可能因此遭到動搖，而且這些孩子最愛的人 — 往往是母親 — 特別會是這些怒氣的受害者。

這種對新事物和未知情事的恐懼讓例如參加班級旅遊這件事成為大問題。假如感知失調情況再嚴重些，接著也會演變成害怕上學，這可能會透過腹痛與類似的不適情形表現出來。此問題若再升級則可能導致徹底抗拒上學。

對這些孩子進行身體檢查可發現持續性的內在緊張情形，常出現肩膀前傾，並結合此部位肌肉組織的顯著硬化現象。腹部肌肉組織也幾乎總是緊繃的，若再加上心魂緊張便會形成腹痛，而當緊張狀態減退時，疼痛也會馬上消失。常出現的踮腳尖走路也可能是這種持續性內在緊張的表現，也可能是已經探討過的身體與心魂之間關係鬆散的症狀。

無法消化的感知也可能是不安狀態的原因，此狀態可能會越來越常出現在學校中。若此不安真的要歸因於感知處理失調的話，就很難透過尋常教育手段加以克服。這些孩子會不斷需要能躲回避風港的可能性，他們在那裡不會被外來印象淹沒。

*未好好工作的運動覺*

自閉症譜系患者身上的運動覺也可能受到影響。在較輕的症狀中絕對有運動過程健全的人，但大多數的時候運動成熟過程會因為對於本體運動的感知發育不良而受阻，典型現象為不流暢、笨拙的運動。而由於模仿受到阻礙，所以也無法學會表情，這會造成此人的手勢與表情毫無表現力。然而與運動有關的語言覺本身也可能在其感知處理過程中出現失調現象。

*未好好工作的語言覺*

在語言學習部分，輕重度自閉症患者之間會呈現引人注目的巨大差異。重度患者若非完全學不會說話，就是語言學習遲緩且發展困難，而其餘患者則在相當早期就學會說話，且完美地令人驚訝。這二種南轅北轍的現象可能是同一種失調症狀的表現，這點在看過現在即將描述的內容後便可理解。

我們已經談到語言理解須透過自我運動覺才有可能辦到。當我們聽見語言時，我們的肌肉組織會隨著所聽見內容的具體聲音而共鳴，這些肌肉振動加上聽覺讓我們能夠理解語言，因此語言覺的發展係源自於自我運動覺。若自我運動覺失調，語言理解會跟著失調，更連帶影響到語言的學習，這是因為在學習語言之前永遠必須先理解該語言。也就是說與動作的關係失調可能會引發語言學習的困難。

然而自閉症譜系的主要問題在於語言意義的處理出現失調狀況，而且人們此時可觀察到哪些生命過程在語言感知過程中進展順利，哪些則否。

若語言覺在領悟語言時無法成功完成第一道步驟「呼吸」，那麼根本無法習得語言，因為此處欠缺了語言學習的先決要件。若除了呼吸外啥也沒完成，則會形成模仿言語（Echolalie），聽到的語言會在毫無理解的情況下像是被一面鏡子反射回來。若語言學得很早且講得相當完美，那麼前三個步驟完成了，不過語言無法經過個人化而依舊維持土法煉鋼的狀態，所以由後續感知步驟所產生，並會於最初建構出童言童語的個人化過程便無法完成。假如人稱代詞無法正確套用，此乃思想覺的問題，我認為搞混「我」與「你」這件事與未好好工作的自我覺有關。

特定的人或在特定的情形下可與選擇性緘默症者講話，其餘則否。當孩子無法承受過多且過於陌生的印象時便會保持沉默，反之當他並不覺得負擔過重時就有可能開始說話，而這須在熟悉的環境中才有可能。

*強迫症傾向*

還有一個沒討論到的症狀，即強迫症（Zwanghaftigkeit），在這些人身上，強迫症多少都充斥在其一切行為模式及所有想法內容中。

為能理解此現象，我們必須參考「治療教育課程」，魯道夫．施泰納在其中描述了讓我們有辦法記得與遺忘的人類學場合：[14]

當我們在頭部組織中發展出對感官印象的一種有意識想像時，下端機體 — 即我們人體的新陳代謝（Stoffwechselmensch）— 此時會安靜地產生共鳴，而想像會被加工整合、被吞噬、被「完全吃進」新陳代謝過程中。此歷程在遺忘一詞中有相當詳細的描述，魯道夫．施泰納讓我們看到此遺忘歷程仰賴於蛋白質過程：蛋白質係由碳、氧、氮、氫與硫等原料組成，前四種物質構成胺基酸，並透過彼此間千差萬別的鍵結形成我們每個人不同的蛋白質。而造成此多樣性的鍵結係由硫所建立，它不僅會使不同胺基酸相互結合，也能很迅速地將其彼此分離。硫乃是確保蛋白質持續改變並使其在新陳代謝過程內始終保持流動的保證人。有許多硫的話就會表現在蛋白質新陳代謝的快速進行上；若硫過多將會導致強烈的遺忘，人們將記不住事情。如果硫太少的話，這些過程就會減緩且可能繼續演變成無法遺忘，如此一來想像就無法被新陳代謝吸收，會折返回到頭部並固著於意識當中。魯道夫．施泰納此時將缺硫與富含鐵的體質聯繫在一起，這些是擁有深色頭髮的人，且因為皮膚中具有較高的黑色素含量而不會對陽光過敏；他說，人們可藉由偏紅的毛髮以及對陽光敏感的皮膚來辨認富含硫的體質。

我們必須要問：硫在蛋白質新陳代謝中是什麼事物的表現？人們或許可以這樣理解：硫 — 如同魯道夫．施泰納在「農業課程」（Landwirtschaftlicher Kurs）中所說[15] — 彷彿「利用靈性來濕潤」其他的基本物質，它是生命過程得以在蛋白質新陳代謝中產生作用的保證人。如果只有談論表現在髮色上的各種體質，都涉及到各種生理性的波動，它們會在新陳代謝過程中的乙太作用中間值附近起伏。若這些波動加劇就會成為各種片面性的傾向，其意謂著生命力量可能會過度介入或者是介入不足。據此看來，呈現缺硫狀態而太過衰弱的乙太身會導致人們無法遺忘，這表示一個人好像被想像佔據而無法擺脫它們，這會造成我們常看到的強迫症。我們可以如此理解：深色體質的人會因為乙太力在蛋白質新陳代謝中的力量較弱，所以會比那些有著淡色或甚至偏紅毛髮的人更容易形成自閉症症狀。根據我自身以及英格麗德．魯爾曼的觀察，患有自閉症的人多屬於這種缺少硫的體質，然而並非所有人皆如此。因為在生命力量極度衰弱的情況下，淡髮或紅髮的人當然也可能會出現這些症狀。

藉此我們也能解釋自閉症障礙著名的性別分布情形（男性明顯多於女性）。魯道夫．施泰納描述道，女性體質的生命力量與心魂層面都發展得更加強健，而男性體質則偏向於物質身與吾組織。也就是說，在生命力量領域承受同等負荷時，男人會比女人更容易出現自閉症症狀。

*學者症候群*

我們現在也可以瞭解學者症候群現象，即他們在特殊領域可能會累積大量的知識，這是因為他們無法遺忘而必須把所有事情牢牢記住。但問題在於他們是否有足夠的思想覺能合理地連貫這些單一事實，而情況往往事與願違。由於現今社會高度重視完美的語言與優異的事實理解，再結合上突出的視覺記憶力，所以他們常會被認為是天賦異秉，但他們卻往往無法利用此天賦來開展太多事情。

不過在這些人之中也有真的片面性的天才，由於他們缺乏與自己身體的關係，他們有時可能會輕易地直接進入思維與直覺領域，也就是他們不需經由思想覺的傳遞便可以辦到。因此一個人可能被意義麻木所困擾，但同時他在某一特定領域卻又是個天才，這經常會是數學或理論性物理等領域，因為這些專業領域尤其是透過純粹性的思考來工作。

*結論*

我們現在能夠說：自閉症譜系會呈現出生命組織領域孱弱的後果。我們一方面看到食物無法正確地被消化，這也造成意義的感知處理過程無法順利完成，而這些意義正是我們與外界之間的橋梁，如此一來會使當事人與外界分離，甚至也常與自己的身體分離，進而只活在自己的世界當中。我們只能隱約推測承受這種狀態之苦、孤獨感，以及明白自己與眾不同對於他們究竟代表什麼意義。目前市面上有許多自閉症者的自傳傳記能夠協助我們發展出對他們的瞭解以及同理心。

### 乙太身弱化的原因

若欲探詢乙太層面孱弱的原因，我們必須觀察許多當代的文明成就。想像一種或許在150年前農村環境中還可以見到的生活，融入大自然的節奏，加上健康飲食以及源自於自然環境的知識，如此一來便能發展出強健的生命力量。

隨著日益知識化、與自然環境脫鉤以及營養的貶值，弱化就開始了。再加上人們（對乙太層面有著重要強化作用）的宗教依附關係日漸消失，這一切都導致生命力量的明顯減弱。但由於人類生命組織在一開始明顯還行有餘力，所以我們長久以來並未直接察覺到這一點。但我們的生命組織不斷地遭受新的攻擊，營養繼續貶值，我們接觸到越來越多未經檢驗的化學物質，疫苗接種計畫也持續地擴展，而且兒童也越來越早接受注射，這只是持續增長的負擔的冰山一角。此外還有節節升高的電磁波輻射，目前主要以脈衝波為主。

我們的乙太組織現在似乎無法再應付這一切，尤其是兒童尚無法阻隔外界對他們的影響，而建立起自己的乙太組織是他們的首要任務，所以他們常常無法再應付這些攻擊。

### 治療

人們能做些什麼？我們肯定也必須從社會層面加以思考，

以便能對抗這些對我們生命領域日益增長的污染。然而我們首先需要意識到什麼會首當其衝，並瞭解這些對我們生命組織的攻擊會衍生什麼後果。即使在美國有一大群人以飲食、營養補充與排毒療養等方法取得了驚人的成功，[16]德國官方的醫學在一般情況下仍將自閉症歸類為沒有病因療法（kausale Therapie）的人格障礙。難道因為顧忌到衍生的後果而使這些成功遭到忽略嗎？

我們身為醫師必須要在每個個別病例中自問能做些什麼，以及我們必須在何處進行預防工作。預防手段肯定是一切有關藝術性的事物，這裡尤其要提到優律司美，它會直接增強人的乙太力量。所以強烈捍衛不讓所有這些科目逐漸減少（此現象也發生在華德福學校中）將會是一大使命，這也包括了推行無手機校園運動（像在某些地點實施此規定）。洞見事物本質、充滿靈感、勇氣與執行力也同樣不可或缺。

在個別案例中當然也可以借助藥物的力量。長久以來，在我的診所中證實了器官藥劑Plexus gastricus的療效，我使用它來支持自律神經系統這個生命覺器官。文章一開始我所描述的病患也服用了此藥物，一般來說我會讓病患每週服用一到二瓶的飲用安瓿（Trinkampulle），不過她有時會天天喝。這使她的睡眠明顯改善，她現在也能感覺疲憊，緊張咳嗽的情形不再，她對父母的言行似乎也更為放鬆了。她如今成功地從學校畢業，憑藉醫師診斷書，考試時她獲得更多時間來作答。她也考取了駕照。然而她需要持續服藥，未服藥時，緊張現象會再度增強。

我長時間以此藥物作為主要治療手段，對較輕微的病例我取得了理想且可靠的療效，但對重度病例此藥物並不足夠。後來我從華沙的Ewa Tomaszewske-Kryk醫師那裡繼承了Wala公司的Apis regina comp.以及Heel公司的Mucosa comp.等藥物的使用，前者會整體地激發乙太力量，後者則會支持養分進入血液的吸收作用。我還額外推薦對較嚴重的病例使用在美國經過驗證的無酪蛋白以及無麩質飲食，這會對家人的生活習慣造成較深刻的介入，故少有真正實行的家庭，然而其療效讓我覺得有義務向大家推薦。在代謝麩質與酪蛋白時明顯要消耗大量的生命力量，致使虛弱組織身上也會缺乏生命力量來進行其他的合成程序。我另外推薦每週在腎區作二到三次的薑敷布，我認為給腎臟支持是很重要的一件事，因為它乃是新陳代謝的上位器官。維生素與微量元素的補充也極有助益，因為生命體往往無法自行從食物中獲取這些物質。

音樂能創造通往這些人的心魂的重要管道。因為擁有敏銳的聽覺，他們往往非常具有音樂天賦而且特別易於感受聲音的世界。療癒性的優律司美中的樂音優律司美（Toneurythmie）也顯得特別地有幫助。這些都是建議，上述所有的治療過程皆可擴展與補充。我們在一定程度上全都站在起跑點上，必須透過我們的經驗來彼此幫助，我樂見能有這樣的經驗交流。

另外還應提到「促進式溝通」，這嚴格說起來不是一種治療，但無法言語的自閉症者卻因此獲得了傾訴的機會，而透過此種方式，我們得以參與他們的心魂生命，並可以對其能力產生更深層的關注。促進式溝通的聲名狼藉係由於自閉症書寫者非常有可能因為很清楚地感知協助者的思維，所以在字母板或電腦中寫下的並非他自己真正的想法，但假如協助者能夠徹底淨空內心，這將會對他們有極佳的幫助。少數無法言語者藉由此途徑學會了在不仰賴協助的情況下書寫，此事實證明他們真的能夠敘述自身體驗。[17]

但探究治療最終其實就是對我們所居住的地球進行探究。即使我們必須為每個病例尋找其個人化的治療，也必須努力保護我們的孩子，盡可能不讓他們受到人類文明的影響與傷害，但這都是無謂的抵抗，因為我們難以阻止大方向的發展。地球的生命力量整體來看已顯老態、開始衰減，而且所有的人也都透過現代的生活風格而更強化此衰退過程。但我們還是可以為建構新的生命力量盡一份心力，讓這些力量能夠存續到未來。魯道夫・施泰納不斷地從不同觀點提到各各他神蹟（Mysterium von Golgatha）來作為我們地球發展的中心事件。即使在目前主題下很難討論各各他神蹟，但我依舊認為必須提及這點。基督犧牲了祂的神性存有而與我們地球的生命力量結合，這些新的生命力量已然存在，但我們必須去接納它。我們有機會與這些充滿光明前景的地球生命力量結合，但這不可能自動發生，每個人都可以追尋這條路，然而要如何走這條路，則需要每個人自己決定並找到答案。宗教或靈性流派能在這條道路上為人指點方位，而魯道夫・施泰納則透過人智學提供了一種符合我們這時代的協助方式。

從上述內容會得出結論：透過自閉症表現，我們正在面對的是一種影響深刻的時代現象，而今天每個人 — 就算他未直接患有自閉症 — 都必須認真面對它。

蕾娜塔・威斯普勒爾，醫師，Schloss Hamborn 73, 33178 Borchen, rwispler@gmx.de

我們在童話故事「小海兔」（Das Meerhäschen）中生動地看到在1916年8月11日於多爾納赫的演說中，魯道夫・施泰納說了哪些有關十二感官（這邊用了十二扇窗）與七大生命過程（此處談了生與死、融合與轉換之間的相遇）的關係的內容。

「就像大宇宙中的行星會穿越黃道十二宮一樣，在小宇宙中，生命過程也會穿越感官 …」若某一感官感知未受到生命過程的掌握，它會保持「死亡」狀態，若它如同童話「小海兔」裡的主角被烏鴉放入一顆蛋之中，後來又經內化而融合進一條魚的身體裡，並且在泉水的乙太湧動中接受本質性的轉換，它會開始具有生命，讓人能學習新事物並拓展公主的生命可能性。請您親自閱讀這篇童話故事！[18]

# 小海兔

*一位公主的故事，她在城堡中盡覽其王國內的一切事物*

從前，有一位美麗的公主住在一座城堡中；城堡的頂端有一個房間開了十二扇窗戶。她從所有窗戶來看見她的整個王國，不過從第一扇窗只看得到這裡到那裡，而且也看不到所有角度。從第二扇窗可看到多一些，再從第三扇窗又看得更多一些，直到她最後在第十二扇窗能非常清楚地感知一切事物為止，如此一來發生在王國內的一切事物全都瞞不過她。她宣佈要嫁給能躲過她的法眼而讓她找不到的男人，不過一旦嘗試卻被她找到的人就要被處死。已經有97個人敢冒生命危險，但公主找到了他們所有人，並將他們的頭插在木樁上。長久以來都沒人敢再自告奮勇，公主對此非常得意，因為她並不想結婚。終於有一次來了三兄弟。大哥首先嘗試，他爬進了一個滿是石灰的洞裡，但公主在第一扇窗就看見他，把他叫出來，他的腦袋也被砍了下來。二哥躲進了城堡的地窖中，公主同樣在第一扇窗就看到他，把他叫出來砍頭，並將他的頭插上木樁跟其他犧牲者立在一起。當輪到弟弟上前挑戰時，他首先請求公主給他一天時間考慮，又請她開恩給他二次機會，但假如她第三次看到他，便會乖乖認命，公主很樂意地同意他，因為公主不覺得他有成功的機會。現在他有一天的考慮時間。當他想破頭也想不出辦法時，便抓起他的獵槍去打獵，好分散注意力。首先他瞄準了一隻烏鴉，正當他要開槍時烏鴉對他大喊：「別開槍，我會報答你的！」。他放下槍繼續往前走，很快地他來到一座湖邊並驚動了湖中一條大魚，他正想開槍時魚對他大喊：「別開槍，我會報答你的！」。他又放下了槍繼續往前走，接著他看到了一隻跛腳的狐狸，並在狐狸意識到之前他就舉槍射擊，但他沒射中狐狸，狐狸就對他大喊：「請過來幫我把刺從腳上拔出來！」，年輕人趕過去照做了，但他現在要殺死狐狸並剝牠的皮。「饒命！」狐狸說「我會報答你的！」，年輕人聽了牠的話放牠走。所以他啥也沒獵到，晚上兩手空空地回家。次日，他想躲藏但還是不知道要往哪裡躲，所以他走到森林找烏鴉，對烏鴉說：「我饒了你一命，現在告訴我應該要躲到哪裡才不會被公主看到！」，烏鴉想了很久很久，終於說：「我想到了！」牠打破巢中的一顆蛋並將它分成兩半，把年輕人關進去再把蛋封好放回巢中並坐在上面。當公主開始找他的時候，在第一、第二、第三與第四扇窗中都一無所獲，這使她大為震驚，並繼續尋找。她在第五、第六、第七、第八、第九與第十扇窗中什麼也沒看到。終於在第十一扇窗中，她看見他了。公主馬上派人射殺烏鴉將蛋取回打開，年輕人不得不出來。公主說：「我已經給你一次機會了！」。現在他必須第二次躲藏，但他不曉得要躲到哪裡，所以他來到湖邊呼喚魚，並說：「我饒了你一命，現在你要告訴我應該躲在哪裡，公主才不會看到我！」，魚沉思良久，終於牠說：「我想到了！你躲在我的肚子中最安全」，魚馬上吞下他並潛至最深的湖底。公主再次透過窗戶搜尋，但直到第十一扇窗都徒勞無功，當在這扇窗也無法找到他時公主暫停了一下，她感到相當不安。終於她走向第十二扇窗，並看見了他，她馬上派人補抓那條魚來殺掉，所以年輕人不得不出來。「我已經給你二次機會了，你的頭接下來就要被掛到柱子上！」。年輕人很憂傷，因為他想破頭也不知道現在能躲到哪裡去才不會被公主發現。當他抱著憂愁的思緒來回踱步時，他看到了狐狸。「啊哈，你這個躲藏大師要上哪去？我饒了你一命，現在告訴我應該躲在哪裡，公主才找不到我。」，狐狸憂心地搖頭說：「嗯，這是個棘手的難題！等等，我想到了！跟我來！」，他們來到一泓泉水旁，狐狸率先潛入泉中，馬上變成一位市集上的雜貨與動物商人。「現在換你進來！」，年輕人照做了，並且馬上變成一隻可愛的小海兔。商人動身進到城中，接著所有市民全都為了觀賞美麗的小海兔蜂擁而來，連公主也不例外，她對小海兔愛不釋手，便將牠買下來。但商人已經告訴過小海兔，當公主走向窗戶時，牠應該爬到她的辮子下面。終於到了公主尋找年輕人的時候，但是她卻又害怕又生氣。她走向第一扇窗，可是什麼都沒看到。她重重關上窗，讓窗子都碎裂了；她走向第二扇窗，但什麼都沒看到，她也是用力關上窗，讓玻璃碎片飛濺。同樣的動作也發生在第三、第四、第五與第十一扇窗上，她的驚懼越來越強，而當她重重關上第十二扇窗的時候，整座城堡都在震動，而玻璃碎裂成千萬片。她離開窗戶，在盛怒之下她感覺到自己辮子底下的小海兔便抓住牠，把牠 向地板並大喊：「滾開，滾出我的視線！」，接著小兔子便跑去找商人，二者一起趕往泉水處，再次泡到水中並變身回來，商人變回狐狸而小兔子變回年輕人。年輕人感謝狐狸，說道：「跟你比起來，烏鴉跟魚真是愚蠢極了，我不得不承認你真是詭計多端。」，狐狸聽到這個讚美很高興，開開心心地進到森林裡去了。年輕人現在徑直來到城堡中，公主已經在此等候他了，因為她必須接受自己的命運。民眾慶祝了他們的婚禮，而年輕人現在成為了國王。他從未告訴妻子自己最後一次到底躲在哪裡，以及是誰幫了他，而皇后則相信他是靠著自己的能力辦到這一切而對他相當尊敬，因為她告訴自己：「他比妳更有能耐！」

Josef Haltrich: Sächsische Volksmärchen aus Siebenbürgen. Wien 1882 u. ö., Nr. 39.（AT 329, Deutschland）

# 作者

**英格麗德・魯爾曼（Ingrid Ruhrmann）**

生於1951年，特殊教育教師，治療教育家，長年參與早期療育（Frühförderung）工作，開設私人診所，範圍涵括語言治療與感覺統合、家長課程、生命史工作、詩歌療法（Poesietherapie）、創傷後壓力症候群（PTBS）的診斷與治療，以及殘障領域內的系統性解決方案等工作。

**羅斯薇塔・韋爾曼（Roswitha Willmann）**

生於1965年，高中教師，律動按摩師，調解人。長年參與治療教育工作，專攻自閉症。進修感覺統合、關係學習與關係治療。

**安涅特・韋爾蘭德（Annette Willand）**

生於1965年，心理學碩士，心理治療自然療法師（Heilpraktikerin），德國心理學家聯盟（BDP）成員，心理治療培訓，家長培訓課程領導，參與心理學研究工作，擁有長年面對自閉兒童的經驗。進修聲音與歌唱療法、心理學診斷學、發育診斷學、特殊教育學。

**娜汀・澤曼（Nadine Seemann）**

生於1975年，不同Camphill社群的合作者，接受治療教育學訓練，療育科學（Heilungswissenschaft）師承芭芭拉·布倫南（Barbara Brennen），在BLI接受綜合診斷學與具身化（Embodiment）培訓，身體療法與關係勞動（Beziehungsarbeit）師承伊蕾納·托普勒爾（Irene Tobler）。

**安娜·布蘭特（Anne Brandt）**

生於1969年，經濟Demeter培訓，1996年申請到冰島（Islandpferd）馬訓練師執照，2000年成為結合治療途徑的馬術教練，2006年於BLI進修綜合診斷學與特殊教育附加資格，2013年受訓成為馬術治療師（Reittherapeutin）。

**蕾娜塔·威斯普勒爾（Renata Wispler）**

生於1946年，在其位於Schloss Hamborn的私人診所擔任人智醫學醫師，校醫。

# 參考文獻

FÉLICIE AFFOLTER: Wahrnehmung, Wirklichkeit und Sprache. Villingen-Schwenningen 1991

TONY ATTWOOD: Ein ganzes Leben mit dem Asperger Syndrom. Trias Verlag, 2008

AXEL BRAUNS: Buntschatten und Fledermäuse. München 2002

KARL HEINZ BRISCH: Bindungsstörungen: Von der Bindungstheorie zur Therapie. Klett-Cotta, 2015

KARL HEINZ BRISCH: Säuglings- und Kleinkindalter, Bindungspsychotherapie. Klett-Cotta, 2014

MARY CALLAHAN: Tony（Diät und Autismus）. Bastei, 1984

ST. GREENSPAN, S. WIDER: The Child with Special Needs. Da Capo Press, 1998

ST. GREENSPAN, B. L. BENDERLY: Die bedrohte Intelligenz. Goldmann, 2001

ST. GREENSPAN, S. WIDER: Engaging Autism. Da Capo Press, 2006

ZERO TO THREE/NATIONAL CENTER FOR INFANTS, TODDLERS AND FAMILIES, WASHINGTON D.

C.（HRSG.）:Diagnostische Klassifikation. 0-3, Springer, 1999

ANNE HÄUSSLER: Der TEACCHAnsatz. Dortmund 2005

HELLMUT HARTMANN: Aufmerksamkeits-Interaktions-Therapie bei aggressiven Kindern. Autismus heute, Dortmund 1990

JOAN MATTHEWS & JAMES WILLIAMS: Ich bin besonders. Trias Verlag, 2001

BARRY NEIL KAUFMAN: Ein neuer Tag; Wie wir unseren autistischen Sohn aus seiner Einsamkeit befreiten. Bergisch Gladbach 1994

KARL KÖNIG: Sinnesentwicklung und Leiberfahrung. Stuttgart 1971

HANS MÜLLER-WIEDEMANN: Der frühkindliche Autismus. Stuttgart 1981

JASMINE LEE O' NEIL: Autismus von innen. Bern 2001

HELMUT REMSCHMIDT: Autismus. München 2005

HELMUT REMSCHMIDT: Das Asperger Syndrom. Medizinisch-Pädagogische Konferenz, Heft 49, Mai 2009

JOHANNES W. ROHEN: Morphologie des menschlichen Organismus. Stuttgart 2002

SUSANNE SCHÄFER: Sterne, Apfel und rundes Glas. Stuttgart 1996

KATHRIN STUDER-SENN: Der unsichtbare Mensch in uns. Dornach

2015

DANIEL TAMMET: Elf ist freundlich und fünf ist laut. Düsseldorf 2007

THOMAS VASEK: Die Rache der Nerds. brand eins, Heft 4/2010

SIEGFRIED WALTER: Autismus. Buxtehude 2007

DONNA WILLIAMS: Ich könnte verschwinden, wenn du mich berührst. Knauer, 1994

DONNA WILLIAMS: Wenn Du mich liebst, bleibst du mir fern. Knauer, 1996

DIETMAR ZÖLLER: Autismus und Lernen. Weidler, Berlin 2004

DIETMAR ZÖLLER: Autismus und Körpersprache. Weidler, Berlin 2001

Die Ausführungen von Rudolf Steiner sind im Text mit genauen Angaben versehen.

## 電影

雨人（Rain Man）

阿甘正傳（Forest Gump）

心靈鑰匙（Extremely Loud & Incredibly Close）

# 文末註解

1 本段文章係對2011年10月29日於多爾納赫進行的一場校醫演講的總整理。

2 卡爾・柯尼希的文章，出自：*Der frühkindliche Autismus als Entwicklungsstörung*, Verlag Freies Geistesleben 1981。

3 魯道夫・施泰納：*Allgemeine Menschenkunde als Grundlage der Pädagogik.* GA 293，第三講。

4 魯道夫・施泰納：*Das Rätsel des Menschen. Die geistigen Hintergründe der menschlichen Geschichte*. GA 170, 1916年8月12日的演講。

5 魯道夫・施泰納：*Luzifer-Gnosis 1903-1908*. GA 34。

6 魯道夫・施泰納：*Das Rätsel des Menschen. Die geistigen Hintergründe der menschlichen Geschichte*. GA 170。

7 魯道夫・施泰納：*Die Erziehung des Kindes vom Gesichtspunkt der Geisteswissenschaft*. GA 34。

8 正確治療自閉症協會（Autismus ursachengerecht behandeln e. V.）首頁 autismus-u-b.de。

9 唐娜・威廉斯：*Wenn du mich liebst, bleibst du mir fern*. Knauer 1996。

10 魯道夫・施泰納：*Die Philosophie der Freiheit*. GA 4。

11 魯道夫・施泰納：Das Rätsel des Menschen. Die geistigen

Hintergründe der menschlichen Geschichte. GA 170, 1916年9月2日的演講。

12 阿克塞爾・布勞恩斯：*Buntschatten und Fledermäuse – Mein Leben in einer andern Welt*. Weltbild Verlag 2006。

13 魯道夫・施泰納：*Das Rätsel des Menschen. Die geistigen Hintergründe der menschlichen Geschichte*. GA 170, 1916年9月2日的演講。

14 魯道夫・施泰納：*Heilpädagogischer Kurs*. GA 317，第五講。

15 魯道夫・施泰納：*Geisteswissenschaftliche Grundlagen zum Gedeihen der Landwirtschaft*. GA 237，第三講。

16 正確治療自閉症協會首頁：www.autismus-u-b.de。

17 Flensburger Hefte Nr. 112，2011年夏季。

18 發行人備註。

## Bernard Lievegoed研究所（BLI）

Bernard Lievegoed研究所於1993年成立於漢堡。

其工作一方面根源於人智學的人類學、治療教育學與醫學，另一方面則基於對教育學、心理學與醫學等領域的最新發現及方法的深入瞭解。

研究所職員視自己為理論與實踐的研究者。而日常實踐同時也會拓展理論性的理解，就像理論基礎承載並持續改善著實務工作一樣。

Bernard Lievegoed研究所提供：

診斷學、家長諮詢、兒童治療、律動按摩、生命史工作、個別諮詢、伴侶諮詢、家庭諮詢、調解、個別輔導與團隊監督、各式進修、在家培訓、演講等服務

更多基於歌德館醫學部研究的書籍：

MICHAELA GLÖCKLER（HRSG.）: Gesundheit und Schule. Schulärztliche Tätigkeit an Waldorf- und Rudolf Steiner Schulen. Berufsbild, Perspektiven, praktische Erfahrungen. Erziehung als präventivmedizinische Aufgabenstellung. Verlag am *Goetheanum* 1998

MICHAELA GLÖCKLER（HRSG.）: Das Schulkind. Gemeinsame Aufgaben von Arzt und Lehrer. Konstitutionsschwierigkeiten, Unterrichtsschwierigkeiten, therapeutische Lehrplanprinzipien. Verlag am Goetheanum 1992

MICHAELA GLÖCKLER UND CLAUDIA GRAH-WITTICH（HRSG.）: Die Würde des kleinen Kindes. Was erhält das kleine Kind gesund? Medizinische Sektion am Goetheanum, Vereinigung der Waldorfkindergärten 2015

IRENE GROH UND MONA RUEF（HRSG.）: Erziehung und Unterricht als Präventivmedizin. Pädagogisch-therapeutische Hinweise von Rudolf Steiner für Schulärzte und Lehrer an Waldorfschulen. Medizinische Sektion am *Goetheanum* 2012

MONA RUEF（HRSG.）: Grundprinzipien seelischer Gesundheit in Erziehung und Unterricht. Nachahmung, Autorität, Urteilskraft im

Zusammenhang mit den heileurythmischen „Seelischen Übungen “. Hinweise von Rudolf Steiner aus dem pädagogischen Vortragswerk für Lehrer, Schulärzte, Eltern und Therapeuten. Verlag Förderstiftung Anthroposophische Medizin im Verlag am *Goetheanum* 2007

MONA RUEF（HRSG.）: Rubikon. Entwicklungsschritte im 9./10. Lebensjahr. Eine Sammlung von Werken von Rudolf Steiner. Verlag Förderstiftung Anthrophsophische Medizin im Verlag am *Goetheanum* 2012

KATHRIN STUDER-SENN: Der unsichtbare Mensch in uns. Studium und Übungen. Medizinische Sektion am *Goetheanum* 2015

自閉症譜系障礙：理解與日常實踐 / Ingrid Ruhrmann等合著；何品翻譯. -- 初版. -- 臺中市：人智, 2018.07
面；　公分. --（教養系列；4）
譯自：Spektrum Autismus：verständnis und tägliche praxis
ISBN 978-986-96683-1-6(平裝)

1.自閉症

415.988　　107011044

教養系列004

# 自閉症譜系障礙

## 理解與日常實踐

合　　著　Ingrid Ruhrmann / Roswitha Willmann, Annette Willand, Renata Wispler, Nadine Seemann, Anne Brandt

中文版翻譯　何品
中文版審訂　許姿妙 醫師
美術設計　上承文化有限公司

出　　版　人智出版社有限公司
地址：台中市南屯區大容東街4號3樓
電話：(04)23379069
傳真：(04)23379359
e-mail：humanwisdompress@yahoo.com.tw
劃撥帳號／ 22727115
戶名／人智出版社有限公司

版　　次　2018年7月　初版一刷
定　　價　290元
國際書號　ISBN：978-986-96683-1-6（平裝）

Traditional Chinese language edition translated from
the German original:

Spektrum Autismus
Verständnis und tägliche Praxis

Ingrid Ruhrmann (Hrsg.)
unter Mitarbeit von: Roswitha Willmann, Annette Willand,
Renata Wispler, Nadine Seemann, Anne Brandt

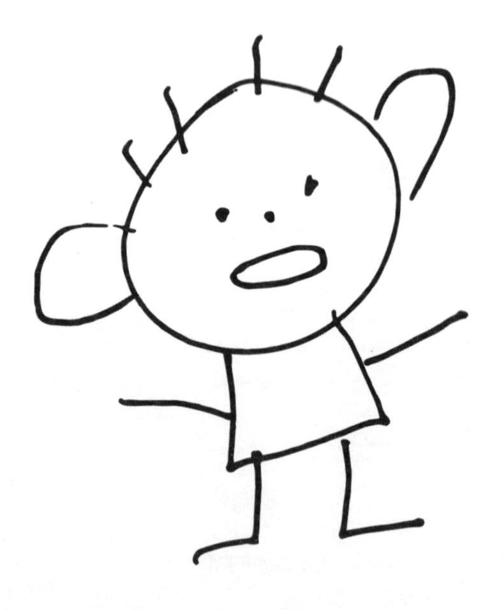